梁氏医脉

学术思想和临床耕耘录

主　编　梁颂名　梁思潜

副主编　陈淑英　梁思力　钟　瑶

广东科技出版社
全国优秀出版社
·广州·

图书在版编目（CIP）数据

梁氏医脉学术思想和临床耕耘录/梁颂名，梁思潜主编.—广州：广东科技出版社，2025.1

ISBN 978-7-5359-8168-4

Ⅰ.①梁… Ⅱ.①梁… ②梁… Ⅲ.①中医流派—学术思想—研究—中国 Ⅳ.①R-092

中国国家版本馆CIP数据核字（2023）第184088号

梁氏医脉学术思想和临床耕耘录
Liangshi Yimai Xueshu Sixiang he Linchuang Gengyunlu

出 版 人：	严奉强
策划编辑：	曾永琳
责任编辑：	潘羽生
装帧设计：	友间文化
封面设计：	集力書裝　彭　力
责任校对：	李云柯　廖婷婷
责任印制：	彭海波
出版发行：	广东科技出版社
	（广州市环市东路水荫路11号　邮政编码：510075）
销售热线：	020-37607413
	https://www.gdstp.com.cn
	E-mail：gdkjbw@nfcb.com.cn
经　　销：	广东新华发行集团股份有限公司
印　　刷：	广州一龙印刷有限公司
	（广州市增城区荔新九路43号1幢自编101房　邮政编码：511340）
规　　格：	889 mm×1 194 mm　1/32　印张5.375　字数135千
版　　次：	2025年1月第1版
	2025年1月第1次印刷
定　　价：	90.00元

如发现因印装质量问题影响阅读，请与广东科技出版社印制室联系调换（电话：020-37607272）。

序

习近平总书记指出："中医药学包含着中华民族几千年的健康养生理念及其实践经验，是中华民族的伟大创造和中国古代科学的瑰宝。"他强调："要遵循中医药发展规律，传承精华，守正创新，加快推进中医药现代化、产业化，坚持中西医并重，推动中医药和西医药相互补充、协调发展，推动中医药事业和产业高质量发展，推动中医药走向世界，充分发挥中医药防病治病的独特优势和作用，为建设健康中国、实现中华民族伟大复兴的中国梦贡献力量。"中医历史悠久，源远流长。中医理论体系在春秋战国时期初步形成，之后历代均有发展和创新，在长期的医疗实践中逐步发展并完善为独特的医学理论体系。2018年10月1日，世界卫生组织首次将中医纳入其

序

具有全球影响力的医学纲要。

"四代名医一脉源,杏林春满誉南天,著书辨证凭真义,济世康民记祖言。名愈广,志弥坚,不为良相作医贤,沙场虽未流君汗,救死扶伤勇策鞭。"这是对梁颂名教授及其家族致力于中医药事业传承与发展的完美写照。他祖父梁翰芬早年习医,后在广州市最早创办的方便医院任医师,并随后任教于广东中医药专门学校、广东光汉中医药专门学校、华南国医学院、广东保元中医专科学校、广州汉兴国医学校等。中华人民共和国成立后,梁翰芬历任广州市第二人民医院中医顾问、广州中医学院研究室主任,以及广东省中医药研究委员会委员、广州市第二届政协委员。他精于诊断,尤其重视脉诊、舌诊,著有《诊断学讲义》《眼科讲义》《辨舌疏证》《痛症案疏》等,在岭南乃至全国中医药界都有着举足轻重的地位。他也培养了很多学生,如杜明昭、杜蔚文、罗元恺、邓铁涛等。"执业已卅年,拯救苍黎超十万;教医逾廿年,算来桃李足三千",这是梁翰芬在60岁生日时写下的一首诗，也是其从事中医药工作的最真实写照。

中医代际传承，梁翰芬的儿子梁具天跟随父亲学医。梁具天和父亲的从医历程颇为相似，他在广东中医药专门学校毕业之后，进入方便医院工作。中华人民共和国成立后，梁具天长期在广州市第二人民医院中医科工作。他同样医术精湛，挽救了不少危重患者，被当时的医院院长、著名妇科专家梁毅文称为"再世华佗"。

在梁翰芬的直接教导之下，梁颂名也走上了中医的道路。他在中医方剂学等领域贡献突出，享受国务院政府特殊津贴。现为香港中文大学中医学院教授，也是学院"杰出贡献奖"获得者。历任广州中医学院中药系主任、中药研究所所长、中医方剂学首席教授、国家暨广东省新药审评专家、国家中药品种保护审评委员会委员等职务。梁颂名教授也是博士生导师，他从事中药学教学、方剂学教学、科研和医疗工作五十余载，是我国著名的中医方剂学专家，被广东中药界尊称为"广东药王"，在粤港澳三地的中医药界可谓无人不知。年过花甲的他赴香港中文大学参与

序

创办中医学院并任教至今,为香港培养了大量中医药人才;协助澳门卫生司修订中医药条例,培训中医药卫生人员,为澳门的中医药事业发展作出贡献。梁颂名教授治学严谨,中医药学术造诣深厚,学术水平高,科研能力强,在临床上先后师承其祖父梁翰芬、父亲梁具天以及朱敬修、周子容、关济民等名老中医,做到寻求古训、博采众方之长。梁颂名教授善于运用中药药性和方剂配伍治疗疾病,效果颇佳。他著述甚丰,先后著有《中医方药学》《中药方剂学》《延缓衰老的中药应用》等20本书,发表论文《三冬茶治疗急性咽炎400例临床疗效总结》《自由基与糖尿病》等20多篇。"心血培桃李,粉笔写春秋"是对梁颂名教授一生最恰当的写照。梁颂名的儿子梁思潜、梁思力也从事中医药学工作。

《梁氏医脉学术思想和临床耕耘录》付梓之际,我实感高兴。此著作出版发行是梁氏医脉传承、创新和发展的宝贵财富,更是我国中医药界的一件大事、喜事、好事。该著作涉及学术思想、临证精髓、经方创新、验方研究、心得医话等领域，真可谓"上可传承岐黄之术，下可为后人之良师益友"，堪称"传承精华、守正创新"，集"理、法、方、药"于一体之佳作。为本书作序，深感荣幸！故谨以此数言，表达本人的由衷敬意！

相信本著作的出版，必将是广大中医药工作者和爱好者的期待。

梁挺雄

教授、原香港中文大学中医学院院长

2024年12月

前言

中医药在"守正"与"创新"的基础上，汲取着源远流长的中华文明中的营养并逐渐发展，它在一代又一代中医人的不懈努力下，成为中华文化宝库中的瑰宝，守护着中华民族的生命健康。

岭南中医药自有记载开始，绵延悠悠千余年，它源自中原中医药文化，同时海纳百川般地吸收各地精华，最终自成体系。

进入新时代，国家大力发展中医药事业，实行中西医并重的方针，部署、传承、发展中医药事业。习近平总书记在广东调研时指出，中医药学是中华文明的瑰宝，也是打开中华文明宝库的钥匙，更是中华文化伟大复兴的先行者。要深入发掘中医药宝库中的精华，推进产学研一体化，推进中医药产业化、现代化，让中医药走向世

前言

界。时任广东省委书记李希到广东惠州专题调研中医药工作时也指出：要保护好、传承好、利用好岭南中医药文化资源，加强中医古籍、传统知识和诊疗技术的保护、抢救、整理工作，在与中医先贤跨越千年的对话中汲取传统中医药的智慧，推动中医药及中医药文化在新时代不断发扬光大。

而在岭南地区，就有这样一个历经百年的中医世家，他们薪火相传，济世苍生，是岭南中医药文化的宝贵资源，他们就是岭南梁氏中医。一个中医家族在百年间拯救了无数性命，桃李遍地，行医足迹遍布国内外，影响深远。这一百多年以来，梁氏中医家族随着时事动荡而沉浮，却始终坚持弘扬中医药文化以服务民众的理念，努力克服难题，不断发展向前，直至今天。梁氏中医家族百年史可以说就是一部微缩的中国中医近代百年史。

目录

第一章 梁氏世家史略

第一节　梁氏中医源流 / 002

第二节　第一代传承人梁翰芬 / 005

第三节　第二代传承人梁具天 / 016

第四节　第三代传承人梁颂名及其妻陈淑英 / 020

一、中西兼修 / 021

二、"广东药王" / 023

三、推动粤港澳中医药发展 / 025

第五节　第四代传承人梁思潜、梁思力、钟瑶 / 033

第二章 梁氏世家临证精粹

第一节 精于诊断 / 038
一、望诊 / 039
二、按诊 / 040
三、闻诊 / 041
四、问诊 / 042
五、切诊 / 043

第二节 喜用岭南中草药，尤擅用鲜品 / 045
一、临床治疗喜用岭南中草药 / 045
二、擅用鲜品中草药 / 053

第三节 妇科之要，调经为本 / 056

第四节 脏腑络病，眼科发挥 / 058
一、强调目疾乃脏腑之络病 / 059
二、重视脏腑辨证，内外结合治疗目疾 / 060

第五节 精究经典，创新十三方应用 / 061
一、十三方的结构及治疗特点 / 062
二、十三方的具体运用与发展 / 064

第三章 梁氏世家验案验方

第一节 世家验案 /086

一、尿毒症并发黄疸病例 /086

二、六味汤加细辛治夜渴 /087

三、枇杷叶治便闭 /088

四、全身僵硬肝风炽盛案 /089

五、全身僵硬阳明燥热烁筋 /090

六、痉症案二则 /091

七、肝风夹相火上攻头摇刺痛案 /094

八、梁翰芬治疗月经病的经验 /095

九、淋证三则 /097

十、心系疾病二则 /102

十一、痰喘病 /106

十二、晕眩 /107

十三、顽固性湿疹 /109

十四、顽固性口腔溃疡 /111

十五、不育 /114

十六、耳鸣 /117

十七、痹症 /118

十八、腰痛 /120

十九、治疗泄泻的经验 /122

二十、治疗胃病的经验 /124

二十一、治疗肝炎的经验 /125

附录一　梁翰芬年谱 /127

附录二　梁颂名教授部分手稿 /133

参考文献 /153

后　记 /157

第一章 梁氏世家史略

第一节　梁氏中医源流

梁翰芬（见图1-1），广东番禺人。清末监生，起初在乡间以教书为主，后受到同乡中医治病救人的感召，拜当地的名中医为师，走上了中医的道路。在清末的广东省医师考试中，梁翰芬一举夺魁。随后，梁翰芬受聘于广州方便医院，凭借自己的医术，挽救了不少危

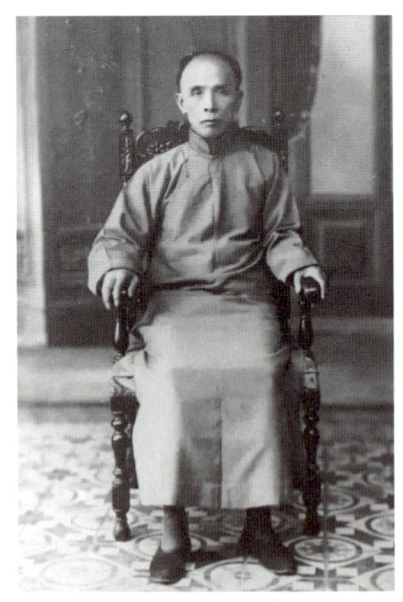

图1-1　梁翰芬

重病患者的生命。

1918年，梁翰芬回到家乡执教于私塾，并带徒授医。其后，梁翰芬在广东中医药专门学校任教，该校在广东中医历史上有着重要的地位。当年，国民政府提出废除中医药，引发全国中医药界的反对。在1931年南京中央国医馆成立之时，广东中医药专门学校校长陈任枚率领梁翰芬等11名广东知名中医出席大会，在会上抨击当局的政策。

梁翰芬的儿子梁具天也跟随父亲学医。梁具天和梁翰芬的从医历程颇为相似。他在广东中医药专门学校完成学业之后，进入广州方便医院工作。后来越南的广肇医院来粤招聘医生，梁具天参加考试，并以粤港澳中医师第一名的成绩入选。梁具天同样医术精湛，在广州市第二人民医院从事中医临床工作期间，挽救了不少危重患者，被当时的院长梁毅文称为"再世华佗"。

在梁翰芬的直接教导之下，其孙梁颂名（图1-2）也走上了中医的道路，并在中医方剂学等领域贡献突出，享受国务院政府特殊津贴。梁颂名的儿子也从事中医药学工作。

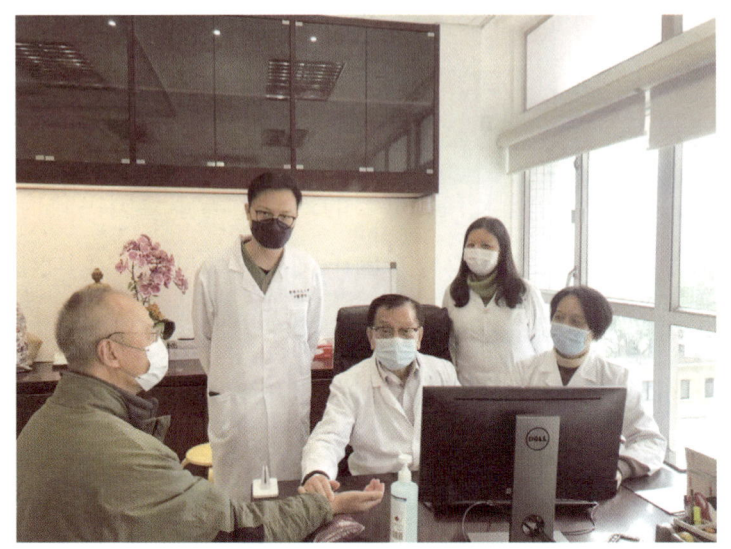

图1-2　梁颂名教授在临床带教

"执业已卅年,拯救苍黎超十万;教医逾廿年,算来桃李足三千",这是梁翰芬在60岁生日的时候写下的一首诗。

《番禺志》编辑戴桂波曾赠给梁颂名一首词,其中"四代名医一脉源,杏林春满誉南天",可以说是对其热爱岐黄,继承和弘扬中医药事业矢志不渝的写照。这首词就挂在梁颂名的家中。

第二节　第一代传承人梁翰芬

梁翰芬（1876—1960），广东番禺人，清末监生（也有说法为贡生）出身，熟读儒家经典《论语》《孟子》《中庸》《大学》等，初以教学为生，后因被同乡中医治病救人的精神感动，乃立志于中医药学。

梁翰芬早年师从儒医杨某先生学医，古人有"儒医相通"、"医儒同源"以及"医家奥旨，非儒不能明"之说。儒学与传统中医药学关系密切，不少儒家文化或思想理念渗透于中医药文化之中，如孔子认为"仁者寿"，倡导"仁者爱人""己所不欲，勿施于人"，强调"仁"和"忠恕之道"，济困扶危，淡泊名利，重视饮食起居等。儒学亦蕴含了不少中医药学的思维特征，如中庸调和、直觉体悟等，有助于学习中医药学。语言是文化的载体，梁翰芬由于古文基础扎实，悟性甚高，攻读众多中医典籍时，过目不忘。

梁翰芬擅长古诗与指书。指书是中国传统书法之一，以指尖代笔书写。梁翰芬指书笔法圆润，苍劲有力。有些人喜爱其墨迹，他就写在扇子上送给别人，如当时毕业于广州汉兴国医学校的医家胡海天就十分喜爱，并会收藏其墨迹。

梁翰芬在清末参加粤省医师考试，荣获第一名，即受聘于广州城西方便医院任职医师。该院原是慈善机构，业务范围包括赠医施药、救赈患者。被收进该医院的患者，多为奄奄一息的危重患者。当时医院的走廊、空地上，经常摆放着来不及挽救的患者遗体。梁翰芬凭借自己的医术，辨证施治，运用中医药挽救了不少危重患者。由是声名大噪，求医者日众，求学者踵门如市，遂于广州浆栏路、龙津路开设诊所，一边诊治，一边授徒。

梁翰芬，熟读经典，精研医理，博古通今，对金元四大家和清代叶天士、王孟英等医家的著作钻研尤深。常虚心请教同道先辈，以取长补短，时往来之同道者有陈任枚、卢朋著、管季耀等。

梁翰芬先后任广东中医药专门学校、广东光汉中医专科学校、华南国医学院赠医处主任，广东保元国医学校、广州汉兴国医学校校长，广州中医学院内科教研组教师、研究室主任，以及广州市第二届政协委员等职，诊务之余，勤于笔耕，编著了《诊断学讲义》《眼科讲义》《治疗学讲义》《辨舌疏证》《痛症案疏》等。这些著作记录了众多医案医话，为其毕生学术思想的结晶。梁翰芬一生勤勉，诊务之余手不释卷，晚年亦不稍懈。梁翰芬70岁时，曾自题诗云："人生七十古来稀，寝馈难忘只是医，济世未能偿夙愿，还将责任付吾儿。"这显示他热爱中医药事业，在医道求索中矢志不渝。

梁翰芬不但在医术上精益求精，而且医德好，人很敦厚平和，对患者有爱心，不分高低贵贱，一视同仁。对穷困求诊者缺钱买药的，只要自己囊中方便，便尽力相助，对有些穷苦患者不收诊金，还给患者配药的钱，因而深受患者敬仰。

梁翰芬从医从教60余年，重视临床，治学严谨，精研医理，勤于教务，乐于授业，培育了不少名家大师，如李仲守、罗元恺、邓铁涛、刘仕昌以及靳瑞等，可谓桃李满门。

中华民族经历了近百年苦难的历程，在当时的历史背景下，民族虚无主义思潮泛滥，中国传统文化普遍受到质疑，中医药亦备受摧残打击。值此中医药被废除的危难关头，全国中医药界奋起抗争。中医药社团组织的出现、中医药学校的设立、中医学术杂志的创刊，成为近代中国中医药学发展的重要标志。从梁翰芬生平事迹、经历可窥见近代中医药发展的坎坷历程，这也是中医药近代历史的一个缩影。

梁翰芬一生以振兴中医药事业、弘扬中医药学理论、培养中医人才为己任，孜孜不倦，鞠躬尽瘁。

（一）躬耕中医

梁翰芬既重视临床，又注重理论，不仅担任广州方便医院医师、广州知用中学校医，还在中医临床诊疗之余坚持写作，发表了许多医话医案等，如在当时的《中医杂志》发表了《根六草堂医案》《脏腑标本药式序》《论络病》，在《杏林医学月报》发表了《单腹胀证治论》等，《中医杂志》亦收载了"本校赠诊所医草，梁翰芬先生订方"。这在当时全国中医药面临被扼杀的历史背景下，对于中医药的救亡图存及推动中医药文化的传播无疑起到了积极的促进作用。

梁翰芬参与创校，积极投入反对"废止中医案"的斗争。

据《岭南医学史（中）》记述，广东中医药专门学校筹建于1913年，当时广州医药界人士鉴于中医药衰微之现状，亟图挽救，提倡兴办中医药学校，以培养人才，维护国货。

梁翰芬热爱中医药，深知民间疾苦，深研医理，精于临床，学验俱丰，乃有志于振兴中医药事业。

据《岭南医学史（中）》记述，学校筹建时期，当年聘请了广东地区医学、教育两界知名人士，如陈任枚、卢朋著、管季耀、吕楚白、梁翰芬、刘赤选等共同制订教学大纲以及编写教材讲义。

民国时期，中医药的生存与发展遭受了巨大阻力。在当时中医药业界最困难的时期，梁翰芬与广东中医药专门学校等同人及社会上其他仁人志士，积极投入了反对"废止中医案"的斗争。

据《岭南医学史（中）》有关记述，在1929年，南京国民政府召开第一届中央卫生委员会会议，当时的卫生部肩负着推动医学发展的任务，而与会诸公则将中医视为发展的障碍。当时余云岫亦提出了消灭中医的6项具体办法。上海《新闻报》将此事披露后引起各界的震惊，新闻界称之为"废止中医案"。

上海中医协会常务委员夏应堂、殷受田等立即致电南京卫生部表示反对，张赞臣首倡举行全国医药团体代表大会,作为在会上通过的其中一项决议,3月17日被定为"中医中药团结斗争纪念日",海外称为"国医节"。

据《岭南医学史(中)》记载,当时参加1929年3月17日在上海举行的全国医药团体代表大会的代表中,广东方面的代表有:"广东中医药专门学校的陈任枚、梁翰芬,广东新中医学会的余凤智、陈敬先等。"

1930年,全国医药团体总联合会执行委员裘吉生等提议设立国医馆作为全国性的中医药学术机构。同年,国民党中央委员会举行政治会议,通过了成立国医馆的提案。1931年3月17日,国医馆成立大会在南京召开。

广东中医药界梁翰芬与陈任枚、卢朋著、管季耀、陈惠言等被聘为中央国医馆发起人。

梁翰芬与陈任枚、卢朋著、管季耀、冯瑞鎏等7人作为广东代表参加了1931年3月17日召开的国医馆成立大会。

作为全国性中医药学术机构的国医馆,它的成立标志着中医药在全国政府层面上得到了其应有的地位。

1933年,广东中医院建成,陈任枚兼任院长,梁翰芬与卢朋著、古绍尧、刘赤选、陈惠言等任该院临院生。

中华人民共和国成立后,"团结中西医"成为新中国成立初期卫生工作中一项重要的方针政策,但该政策在卫生部门的实际执行中出现了偏差。

《岭南医学史(下)》记述:"1954年,刘少奇向中央文委副主任钱俊瑞传达了毛泽东对卫生部'歧视中医'的批评的意见。1956年,卫生部正式发布了通令,废除阻碍中医发展的'中医师暂行条例'"。

当时在政策执行中出现了偏差,如将中医与封建意识形态捆绑起来进行批判等。

毛泽东察觉到卫生部门工作所出现的偏差,在1953年对中医的历史贡献以及其对当代社会的价值作出了高度评价,提出"中医的宝贵经验必须加以继承和发扬"。

梁翰芬在当年中医药面临被扼杀的危急关头,与广东中医药专门学校等同人及社会上的其他仁人志士,积极投入反对"废止中医案"的斗争,为中医药的存续作出了重要的贡献。中华人民共和国成立后,歧视中医、排斥中医的现象逐渐减少,这说明人民政府始终体察人民疾苦,与人民同呼吸、共命运;中医前辈们维护中医权益的行动得到了肯定。1956年9月，广州中医学院成立，与北京中医学院、上海中医学院及成都中医学院成为新中国最早创办的四所中医院校。同年，研究和交流中医药学术的综合性刊物《广东中医》杂志创刊。中医学院的创办，对于继承和发扬祖国医学遗产提供了更为有利的条件。

广州中医学院创立于1956年，同年，梁翰芬任广州中医学院内科教研组教师，亦医亦教，开设"中医诊断"和"妇科"两门课，并任广州市第二人民医院顾问以及担任广州市第二届政协委员等职。

（二）言传身教

中医教育从传统师承教育向现代学校教育转型，是关乎中医百年来发展道路的重要事件。在当时的历史条件下，中医教育遭遇了种种阻碍，但中医药先辈积极探索并逐步建立和完善课程体系及教材建设等，为今天的中医药教育奠定了基础，迄今仍有重要的影响。民国中医药学校的历史可以说是贯穿于近代中医药界争取学校教育权利的过程中。民国时期中医药学校教育开始出现，著名的有广东中医药专门学校、广东光汉中医专科学校以及广州汉兴国医学校等。

广东中医药专门学校创办于1924年，在广东近代的中医历史上占有举足轻重的地位。作为中医药学校，学生的学习必须有临床实践基地，1926年，广东中医药专门学校在校内开设赠医处，据《民国广东中医药专门学校中医讲义系列·附编·南天医薮——广东中医药专门学校校史》（以下简称《校史》）记述，学校赠医处初期仅限于内科，由学校教员卢朋著、陈任枚、梁翰芬、陈惠言等诸位先生任主席。此后，梁翰芬被专聘为学校赠医处主任。学生实习时，"每临一症，先由赠医主任诊视，继而由各实习生诊视，拟方呈赠医主任汇存评阅。"

《广州日报》（2006年11月12日A1版）在报道《广州中医药大学庆五十华诞》文中亦记述："1924年，粤港澳地区的前辈先贤在广州创办'广东中医药专门学校'，汇聚了梁翰芬、刘赤选等一批名师巨匠，培育了李仲守、罗元恺、邓铁涛、刘仕昌等名家大师。"梁翰芬在近代中医药发展的历史上贡献良多，对后辈、后学影响深远，堪称一代宗师。

（三）撰书立著

梁翰芬由于古文基础扎实，熟读经典，学验俱丰，理论联系实际，教学生动，所编教材深受学生和读者欢迎。在诊务教学之余，梁翰芬编著有《诊断学讲义》《眼科讲义》《疗治学讲义》《辨舌疏证》《痛症案疏》等教材与专著。据《校史》等文献记述，广东中医药专门学校的教材，内容丰富，不少教材都极具特色，受到当时全国中医界的好评。（图1-3、图1-4）

梁翰芬先后于广东中医药专门学校创办的学术期刊《中医杂志（广州）》（1926年第1期、1927年第5期及1928年第6期）发表了3期《根六草堂医案》，在《中医杂志》（1928年第6期）发表《脏腑标本药式序》及《论络病》。《中医杂志》（1926年第4期、

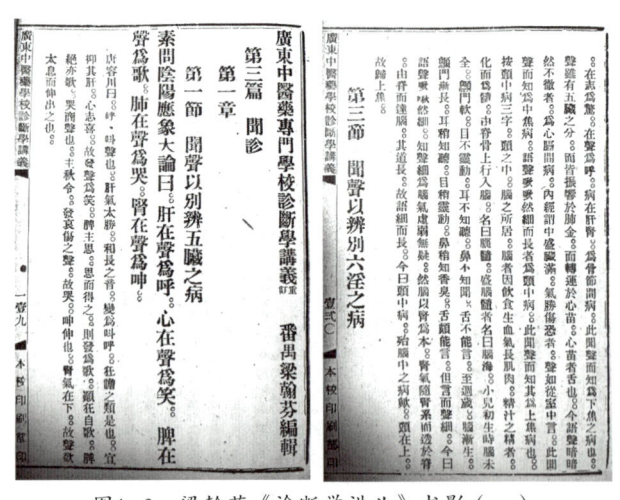

图1-3　梁翰芬《诊断学讲义》书影（一）

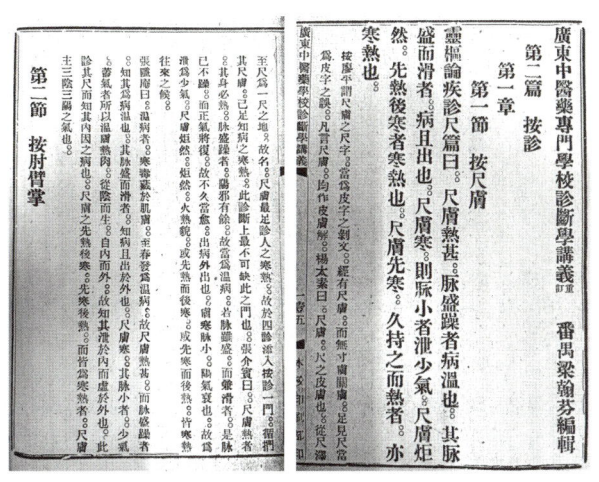

图1-4 梁翰芬《诊断学讲义》书影（二）

第5期）先后收载《本校赠诊所医草·梁翰芬先生订方》，总结梁翰芬在学校赠医处诊治病患的案例等，保存了不少岭南医家的学术经验。

梁翰芬在《广东医药杂志》（1926年第3期）发表了《诊断学（再续）》《疗治学（续）》。《广东医药杂志》为当时广东中医药学校学生会的刊物，共3期，均出版于1926年。

梁翰芬在《杏林医学月报》（1931年第28期）发表了《侯氏黑散矾石填塞空窍辩》一文。《杏林医学月报》创刊于1929年1月，由江堃、张阶平主持。据《校史》记述，该杂志是民国时期的广东中医期刊中出版的时间最长、期数最多的中医学术杂志。

梁翰芬在《杏林医学月报》（1929年第1期）发表医论《单腹胀证治论》。《岭南名医风范》对此亦有论述："梁翰芬善于治学，还可从单腹胀论治可见一斑。单腹胀者一般多遵从清代医家喻昌的执中央运四旁之说，以健脾胃为主。梁氏在方便医院时曾遇到多例此类患者，用这样的方法屡屡无效。梁氏于是精研诸家理论，悟出中央并非单指脾胃，提出当结合泻肝通络之法，以《金匮要略》中的肝着汤和王清任的通窍活血汤为主，终于取得了很好的效果。"

《广东中医》创刊于1956年9月，是研究和交流中医药学术的综合性刊物。梁翰芬先后在《广东中医》（1958年第12期）发表《尿毒症并发黄疸治验病例》，在《广东中医》（1960年第3期）发表《婴儿病诊指纹之研究》。

第三节　第二代传承人梁具天

梁具天是岭南名医梁翰芬的儿子，任广州市第二人民医院（今广州医科大学附属第三医院）中医科副主任医师，1979年被广州市政府授予"广州市名老中医"称号。梁具天聪颖好学，目睹中医药能为人民解除疾苦，乃有志于中医学，自幼即随父亲梁翰芬学医，熟读中医经典，从医历程与其父梁翰芬颇为相似，古文功底深厚，对于汉语音韵学亦有较深造诣。其学术特色包括崇尚经典、重视临床、熟谙药性、亦医亦教等。

梁具天任职医师的广州市第二人民医院具有悠久的历史。据《柔济往事》有关记述，梁翰芬任职医师的广州市第二人民医院，是中国最早的西医院之一，最初为美国长老会安排来华传教的富马利博士所创建，其后在1902年改名为"柔济医院"。1953年，柔济医院被更名为广州市第二人民医院。其后，该医院先后更名为广州医学院第三附属医院、广州医科大学附属第三医院。《广州市第二人民医院院志》编委会编写的《广州市第二人民医院院志（1899—1999）》亦记述，梁具天、梁翰芬、梁天照及陈若孔在1956年3月参加该院首次设立的中医科临床医疗服务，其后梁端倅亦加入。广州市第二人民医院早期的中医科主要承担中医门诊业务，并兼各科中医会诊。每天门诊数十人次。

中医药在广州荔湾地区历史悠久，具有深厚的群众基础。广州医科大学附属第三医院编写的《发现·柔济》在书中的岐黄"三梁"章节中论述道："谈起荔湾湖畔的广州市第二人民医院（原柔济医院）中医科，岐黄'三梁'均大名远扬。""'三梁'指的是梁天照、梁端俏、梁具天。三位名老中医皆医术高超，医德高尚，育人无数，深得病患、学生的信任和爱戴。""梁具天亦为四代世医。其父梁翰芬先生是20世纪30年代广东省著名的中医师，周恩来总理曾点名让梁翰芬北上，他用两服药治好时任广州市市长朱光的急性肝炎的事迹也为人津津乐道。"

梁具天医术精湛，与其好学不倦、精研医理、熟谙药性有关。中医药学历史悠久，文献繁多，且文字艰涩难明，梁具天由于古文基础好，对汉语音韵学亦有研究，常以歌诀形式诵记。如《发现·柔济》在书中记述梁具天医师的生平："梁具天博览中医群书，还阅读西医书籍。因此，他除精通祖国医学理论外，对西医也有一定的研究。梁医师热心于中医教育事业，屡任中医业余大学、西医学习中医班的讲师，不藏私，将经验毫无保留地传授给学生，为中医事业造就接班人。"梁具天长期在广州市第二人民医院从事临床医疗工作，临床经验丰富，挽救了不少危重症患者，被当时的院长、著名妇产科专家梁毅文称为"再世华佗"。

深藏在民间的秘方和验方，不仅具有医学价值，而且承载着重要的社会职责。梁具天医师临床经验丰富，自发地献出自己的家传验方，推动了中医药的传承与发展，亦为岭南人民的健康事业作出了贡献。梁具天献方共计10余条，收载于1959年广州市卫生局编写的《广州市中医验方选·第一集》。《广州市第二人民医院院志（1899—1999）》亦记述，在1960年将梁端侪、梁天照、梁具天、胡济生等献出的名医验方编成《常见病中医处方》，内容丰富。《岭南医学史（下）》记述，在1979年4月，广州市人民政府评选出广州市名老中医51人。梁具天亦被政府授予"广州市名老中医"称号。

第四节　第三代传承人梁颂名及其妻陈淑英

梁颂名，1935年出生于广东省广州市，现于香港中文大学中医学院担任教学及研究工作，从事中药学、方剂学的教学、科研和临床工作60余载，是全国著名的中医方剂学专家。

梁颂名从医执教受其祖父和父亲影响颇多。在祖父和父亲的教导之下，梁颂名也走上了中医的道路。幼年时，梁翰芬教导梁颂名背方歌，梁翰芬更是以自己曾经参加粤省医才考试获得第一名的经历启发梁颂名好好学习。梁翰芬告诉梁颂名："我考第一名，不是偶然的，第一是因为我平时看病多，有经验，第二得益于我平时看书很多。"因此，梁颂名从小就开始背《药性赋》《汤头歌诀》，阅读中医经典著作，并利用课余时间，跟随祖父、父亲临证，积累治疗经验，如用参苓白术散加减治疗慢性结肠炎，用滋水消肝饮治疗常年胃痛等难治顽疾，大多能取得满意的效果。

一、中西兼修

20世纪50年代，梁颂名高中毕业，当时的中医正处于低潮，在医学界还没有地位。梁颂名听取祖父的意见，就读于北京医学院（现北京大学医学部）的药理学系，期望先修读西医课程以求一技傍身，如有机会再修习中医。这段经历也促使梁颂名对中西医结合保持开放态度，能够做到兼容并蓄。

值得庆幸的是，1954年，毛泽东主席提出了保护和发展中医药的有关批示。中医药得到高度重视，全国掀起了中医学习的热潮。为响应国家号召，梁颂名大学毕业后，被分配到广州中医学院（今广州中医药大学）工作。随后为了更好地进行中医研究，梁颂名考上了北京中医学院（今北京中医药大学）医药研究班，进行了为期3年的深造。从研究班毕业后，梁颂名返回广州中医学院中药方剂教研室工作，当时学校中有好几位名老中医，如朱敬修、周子容、关济民等，梁颂名主动跟随他们学习，同时自己也博览群书，慢慢地教学和临床能力也日渐出色。

梁颂名在广州中医学院进行了长期的中药学、方剂学的教学工作，成为中医方剂学的重点学科带头人。

因为讲课生动有趣,理论联系实践,他每年都被评为"深受学生欢迎的好老师",两度被广东省高等教育局评为"高等教育战线先进工作者",并被原国家医药管理局评为"全国医药教育先进工作者"。同时,梁颂名坚持进行科研工作。在20世纪60年代,梁颂名创建了广州中医学院第一个中药方剂实验室,旨在开展单味中药和复方的药理试验研究。梁颂名先后以广州中医学院中药方剂教研组名义,在《广东中医》上发表了《黄芪、大枣、甘草对脾胃功能的初步药理实验》《消肝扶脾丸治疗肝炎动物实验初步小结》的论文,运用中药药理学的基础实验方法阐明中医脾胃的生理、病理以及中药临床药理,使中医药学科研开始从单纯临床观察走向与实验室研究相结合,被认为是"中医科研方法上的新突破"。梁颂名从20世纪80年代开始,指导中药方剂学的研究生开展一系列的中药复方药理与临床研究。此外,梁颂名参与指导多项省级中标课题的研究工作,如"中医治疗糖尿病单方验方的筛选研究""五子衍宗丸药理研究"(曾获广东省中医药科技进步奖二等奖)等,为药物的开发提供了科学依据。

除了教学之外,梁颂名还每周坚持到医院出门诊。他认为好的教学与临床有着紧密的联系："学生们为什么喜欢我的课？就是因为我有很多实例结合，而不是照本宣科。"在治疗上，梁颂名注重调理脾胃，特别是肝炎的治疗，常遵张仲景"见肝之病，知肝传脾，当先实脾"之训，以健脾消导为主，兼清肝泻热为辅。他善用理气活血药配伍虫类药治疗常年胃痛、重用百部治疗久咳等。

梁颂名从事中医药教学、临床以及科研工作60余年，桃李满园，时至今日，很多学生成了基层临床医疗技术骨干，在各自的专业领域为中医药事业作出贡献，限于篇幅，未能尽录。

二、"广东药王"

20世纪80年代初期，广州中医学院筹办中药系，院领导期望梁颂名来系主持工作，梁颂名义不容辞地接受了作为学院新创办的中药系系主任这一重要工作。在这12年间，从引进、培养师资到争取各类经费壮大中药系教学科研实力，他不辞辛劳，挺过了初创时期最艰苦的岁月，为其后大学成立中药学院打下了坚实的基础。如今的广州中医药大学中药学院实力稳固、成绩斐然，这些都与梁颂名早期的拓荒并打下的良好基础分不开。此外,中药系培养了一大批专业人才,对振兴广东中医药事业作出了巨大贡献。其中不少人成为技术骨干或业务主管,当上了药材公司经理、中药厂厂长、医院药剂科主任等,亦有少数人担任了卫生行政部门领导。

梁颂名长期担任广东省新药审评委员会主任、广东省医药管理局高级职称评审委员会副主任、国家新药评审委员会委员、国家中药品种保护评审委员会委员、国家麻醉品专家委员会委员等职。为维护广东中成药的声誉和促进其发展,梁颂名做了不少工作。如在1985年,国家对中成药市场进行整顿,要求其中不允许含有西药成分,所有的中成药都需要重新进行审批。广州中药一厂的消渴丸和原佛山中药二厂的鼻炎康这两种畅销药面临被淘汰的局面。梁颂名便与评委讨论:"把这两种药砍掉的话,这两个药厂都要关门,能不能这样:我们把药里的西药成分拿掉,做成另一种中成药,对其成效出一份分析报告,纯粹的西药怎么起作用也出一个分析报告,将三个放在一起比较,看哪一种最有效,不要搞一刀切。""大半年之后,报告结果出来发现,还是中西药结合的最有效。"于是在梁颂名的努力争取之下,这两个药避免了被淘汰。中药系经常举办短期培训班、培训药厂员工，提升广州中成药的专业水平。梁颂名说："正因为做了这些工作，药厂的人都感谢和尊重我，称我为广东药王，我可不敢当啊。"

三、推动粤港澳中医药发展

对于粤港澳三地的中医药事业发展，梁颂名也起到了带头和推动作用。1998年，香港中文大学拟筹办中医学院，年逾花甲的梁颂名在校方的真挚邀请和促进中医文化传播的想法下，前往香港开启了一段新的教学生涯。

初到香港，梁颂名感觉仿佛回到了十几年前在广州中医学院创办中药系的艰苦时光，其程度更甚。因课室少，作为创院教授的梁颂名只能在院长办公室门口摆一张工作台来办理日常事务。又因最初几年一时找不到教授，梁颂名承担了大部分中医基础课的教学任务。同时，他还负责学生的见习安排，并会不定期检查学生的见习情况，以便学生及时改进。

在梁颂名看来，基础知识的学习尤为重要，只有打下了坚实的基础，学生在见习或实习的过程中才能学有所得。因此，为了保证教学质量，梁颂名邀请广州中医药大学中职称在副教授以上、讲课质量好的老师前往香港授课。

梁颂名说:"至今全院讲课最多的老师是我,年纪最大的也是我。"虽然辛劳,但都会被学生们学而有成所消解。"看到香港也有很多喜欢中医、想投身中医药事业的年轻人,他们都很认真学习,尊敬师长,看到他们成长是我最开心、最欣慰的事。"学生们对梁颂名的评价也颇高,他们觉得:"梁教授为人风趣幽默,将课讲得精彩纷呈;他还常常分享自己的所见所闻,提醒学生关注社会对中医的看法及认识;他以自己对从事中医药工作感到终身无悔来激励学生热爱自己的专业;他在授课时亦不忘教诲学生将来行医要对患者负责,要讲医德而不是只看重业务。"梁颂名的同事对此也是不吝赞美,如胡志远教授这样说道:"梁教授是中医药界的老前辈,但他没有抱残守缺或故步自封,反而对促成中医与西医结合大感兴趣,不仅在进行相关研究时给予宝贵意见,还在我筹办香港中西医结合医学研究所和医务中心时,爽快答应加入我们的医护团队,为推动中西医结合出一份力。我常能在他这个中医活宝库里学到宝贵经验。"梁颂名教授在香港为中医药教育贡献力量,现在仍在教学，是实实在在的教育家。

经过20多年的努力耕耘，如今的香港中文大学中医学院已规模初具，众多优秀的中医接班人从这里走出并融入社会。回顾香港中医药的发展历程，从不承认中医，到如今重视中医药发展，在大学里成立中医学院，是一个重大的转变（图1-5、图1-6）。

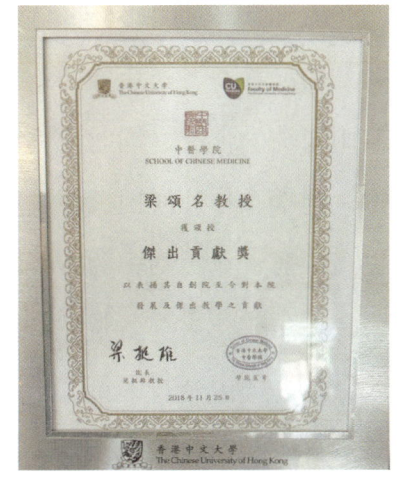

图1-5　梁颂名教授获杰出贡献奖

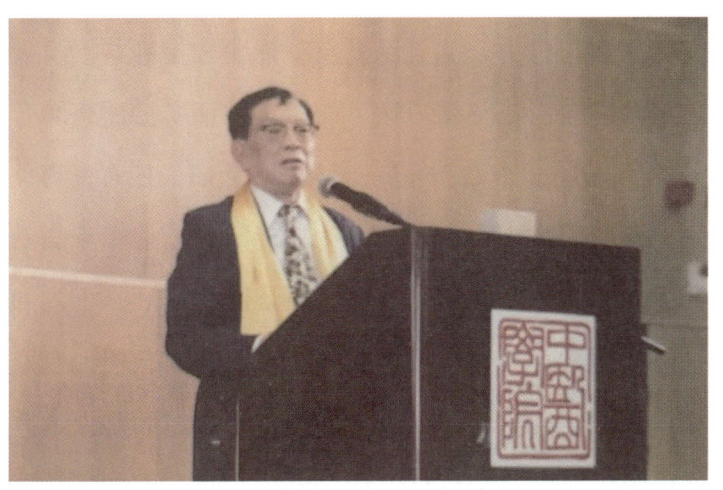

图1-6　梁颂名教授在香港中文大学中医学院获颁"杰出贡献奖"时致谢词

而在澳门的中医药事业发展方面，梁颂名曾协助药物厅检查各药店的药物质量，以及中医诊所有无兼用西药的情况，同时协助澳门卫生司修订中医药条例。这次合作让澳门卫生司对梁颂名赞不绝口。为了提高中药从业员的中药方剂学知识水平，澳门中药业公会更是委托梁颂名帮助由卫生司资助、澳门中药业公会举办的中药技术员（中药士）进修班编写教材，并负责讲授。进修班连续办了5届，受到学员们的一致好评。

梁颂名当年曾受国家委派以高级访问学者的身份赴加拿大的不列颠哥伦比亚大学、多伦多大学进行为期一年的访问研究。在访问研究期间，梁颂名重点研究糖尿病与自由基的关系，与高锦明教授等共同发表了名为《自由基与糖尿病》的论文，证实糖尿病综合并发症与体内"反应性氧-自由基"活动失控有密切关系，建议以体内自由基活动为指标筛选治疗糖尿病的药物，受到医学界的广泛重视。访问结束后，不列颠哥伦比亚大学力邀梁颂名教授留在加拿大，但他坚定如期回国，并认为中医药植根于中国，祖国是更适宜中医师成长和发展的沃土。

在教学、临床和科研之余，梁颂名主编或著有

《中医方药学》（获国家卫生部科学大会二等奖）、《中药方剂学》、《中医方药学基础》、《中国药酒》、《中医脏腑概论》、《中药学发凡》、《延缓衰老的中药应用》、《梁颂名方剂学讲义》（上、下册）、《食疗养生》等中医药专业书籍。特别是《中医方药学》现已绝版，连梁颂名本人都仅存一本，难觅踪迹，不少中医师深感惋惜。梁颂名在中医药学术期刊上先后发表《脏腑用药》《脏腑用方》《谈谈中药性味学说》《梁翰芬医案（一）》《梁翰芬医案（二）》《梁翰芬老中医经验琐谈》《化癥回生丹之我见》《启膈散的运用》《高血压病与中药治疗》《三冬茶治疗急性咽炎临床观察》《降脂饮治疗高脂血症》等论文20多篇。

在梁颂名70岁生日时，同乡好友、《番禺志》编辑戴桂波作词相贺，词曰："四代名医一脉源，杏林春满誉南天，著书辨证凭真义，济世康民记祖言。名愈广，志弥坚，不为良相作医贤，沙场虽未流君汗，救死扶伤勇策鞭。"这首词既是勉励，也是支持，可说是对梁颂名以继承和弘扬中医药事业为己任、矢志不渝的写照。

陈淑英，副教授，1935年生于广州，早年毕业于中山医学院（今中山大学中山医学院）医疗系本科，毕业后被分配到广州中医学院（今广州中医药大学）负责筹办医学生物化学教研室，与此同时跟师中山医学院国际著名营养学家许鹏程教授两年，其后在广州中医学院继续从事教学科研工作，在生物化学专业方面造诣深厚，历任广州中医学院生物化学教研室主任、脾胃研究所副主任。20世纪90年代后期至21世纪初，她曾在香港中文大学中医学院任助理研究员多年。

中医药事业的发展亦有赖于科学技术的研究和发展，陈淑英副教授在20世纪70年代参与创建广州中医学院脾胃研究所，并任该所副主任，从事中西医结合的科研工作。陈淑英认为生物化学作为生命科学的先行学科之一，也是发掘、继承、整理和发展中医药学必不可少的工具。陈淑英根据中医"脾在液为涎"的理论，运用生物化学知识与技术，在牛的腮腺中提取唾液腺素，通过动物实验，喂饲动物唾液腺素，在研究中发现"唾液腺素能促进动物胃肠道对糖的吸收和糖原的合成，从而有可能使动物的体重和泳动耐力增加"。为中医理论"脾主运化"及"涎为脾液"提供了现代医学与生物化学方面的理论依据。据陈淑英忆述，在20世纪60年代至80年代初期，当时科研工作强调集体主义。1980年，她以"广州中医学院脾胃研究组"的名义在《中华医学杂志》上发表科研论文《脾虚患者唾液淀粉酶活性初步研究》。《岭南医学史（下）》在关于"中医基础研究"中亦记述："1981年，陈淑英等根据中医'脾为涎'的理论，从涎中提取消化酶——唾液淀粉酶进行检测，以酶的活性变化作为观察脾功能的一项指标，该研究对中医脾虚证诊治有理论价值及实践意义。"

1985年，陈淑英等在《广州中医学院学报》上发表科研论文《脾主运化与涎的关系——唾液腺素的研究》，这项研究被认为突破了过去西医理论认为唾液中只含有促进淀粉消化的唾液淀粉酶的简单认知，"而本实验结果启示涎腺亦能产生有助糖吸收和利用的物质，因而涎腺及其分泌物在消化系统中可能具有多方面的重要作用。"该项研究对中医脾胃学说具有理论价值及实践指导意义。

在中医理论的指导下，中药学的发展取得了很大的成就，但中医基础理论的物质基础，一直缺乏实验观察依据。陈淑英等运用生物化学知识和技术，结合中医理论，提出"中医脾虚证"的临床诊断标准，以负荷的唾液淀粉酶活性变化作为脾虚观察的指标，在中医脾虚的临床诊断及研究等方面贡献良多。

陈淑英副教授在《新中医》《广州中医学院学报》《中药新药与临床药理》等中医药学术期刊先后发表科研论文，包括《脾主运化与涎的关系——唾液腺素的研究》《五子衍宗丸对链脲佐菌素所致糖尿病大鼠的影响》《布渣叶对血脂影响的实验研究》《从唾液淀粉酶活性观测太极拳运动的健脾作用》《唾液的成分与疾病》《脾胃学说研究近况》等，其参与研究的科研成果曾获得广东省及国家中医药管理局奖励。

广东中医药不断吸收自然科学及其他学科的知识，结合大量的临床工作和科研工作经验，使其发展再上一个台阶。在中医藏象（脏腑）研究，特别是脾胃研究方面，陈淑英副教授运用现代科学方法尤其是生物化学知识从深层次揭示中医药理论，也说明了中医"脾主运化""脾在液为涎"的理论可以在现代医学中找到客观依据。通过20多年的科研工作，陈淑英副教授为建立专门从事脾胃学说研究的临床与实验基地做了大量工作，贡献良多，同时亦培养了许多高水平的中医药人才，为中西医结合的后续发展打下了坚实的基础，为中医药事业的继承和发展作出了贡献。

第五节　第四代传承人梁思潜、梁思力、钟瑶

梁思潜、梁思力出生于中医家庭，平素深受岭南中医世家文化影响，弱冠之年即有志于岐黄之业。

梁思潜博士毕业于广州中医药大学，原任职广州市中医医院（今广州医科大学附属广州中医医院）中医师，学术上师从父亲梁颂名教授、母亲陈淑英副教授等中医药专家，既重视药物研究，又注重临床实践，先后于中国以及海外等地从事中医药工作。

梁思潜平素深受岭南中医世家文化的熏陶，耳濡目染，对中医药具有浓厚兴趣，喜欢研读梁翰芬（曾祖父）、邓铁涛、刘仕昌、靳瑞、黄耀燊以及吴维城等老一辈中医药名家的医著、医论等。

梁思潜在广州市中医医院任职中医师期间，曾跟随广州市名老中医徐楚生临证学习，在肝胆疾病的治疗方面有较为深入的认识，在临床上重视岭南中药的运用，亦提倡针药并用，在中医药学术上坚持以临

床为出发点,默默耕耘,淡泊名利,深感中医药学是一门重视实践的学科,认为从事中医药工作难以一蹴而就,不能急于求成,应耐得住寂寞与清贫,日积月累,方有所成。

在2003年非典型肺炎疫情以及近年新冠疫情肆虐期间,中医药在抗疫工作中发挥了重要作用并作出了重要社会贡献,中医药因此而逐渐得到很多民众的认同。

目前在海外的中医药行业,中医行医的方式主要是诊所(多为私营)门诊,很少设住院部,并且强调中医行医必须依照以传统中医药学为基础的原则,作为中医不可使用其他医疗专业法例所涉及的专业治疗方法。这对于中医临床医疗实践而言更是一种考验。几千年来中医药得以存续的原因之根本在于其疗效,笔者在学术上坚持以临床为出发点,提倡针药并用,长期致力于中医药学的继承、整理、提高和发扬。在长期的中医药工作中,梁思潜深感中药的疗效主要是通过中医的实际运用来体现的,在中医内科杂病,如风湿痹痛、肝胆脾胃疾病、头痛咳嗽、湿疮以及带下病等治疗方面积累了不少经验,取得了较好的疗效。他发表有《高脂血症与中药治疗》《认识中药的概念》《认识中药的实际意义》等文章。

梁思力毕业于广州中医药大学，先后取得了中医学学士、硕士学位，考取国家执业中医师资格，毕业后先后在原羊城中药厂、深圳中医院等单位从事中医药开发、研究和医疗工作，在中药材炮制、中成药制剂以及中医药临床、穴位埋线治疗等方面颇具心得，先后参与编写《临床中医方药学》《食疗养生》等著述。

学术思想传承人钟瑶，毕业于香港中文大学中医学院，主修中医肿瘤及方剂学，现就职于香港中医院（图1-7）。

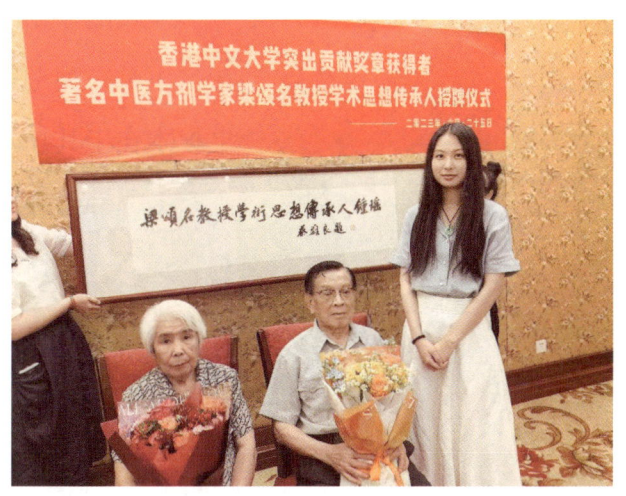

图1-7 梁颂名教授夫妇与学术思想传承人钟瑶合影

第二章 梁氏世家临证精粹

第一节　精于诊断

梁翰芬临床经验丰富，对杂病亦有所发挥，尤其擅治妇科、眼科疾病。梁翰芬在60余年的中医药临床与教学生涯中，既注重临床，又重视理论，勤于教务，乐于授业，笔耕不辍，在教学和诊务之余，先后撰著了《诊断学讲义》《眼科学讲义》《疗治学讲义》等专著和教材，并且撰写和发表了许多医案、医论、医话。

梁翰芬在长期的临床实践中所形成的学术思想及临床经验，对当时和现在以至今后的临床中医药学仍具有重要的借鉴与启迪作用。

梁翰芬熟读经典，临床与教学经验丰富，精于临床诊断，撰著有《诊断学讲义》，全书共有望诊、按诊、闻诊、问诊、切诊五部分，其中望诊内容最多，各部分首先依据经典编写诊断，其次结合中医基础理论论述诊断，最后结合临床体会及医案方药加以阐述，在继承的基础上有所发扬。

一、望诊

在第一篇"望诊"中,如"诊五色部分之内外"中,首先引用《黄帝内经·灵枢·五色篇》:"五色各有脏部,有外部,有内部也,色从外部走内部者,其病从外走内。其色从内走外者,其病从内走外。病生于内者,先治其阴,后治其阳,反者益甚。其病生于阳者,先治其外,后治其内,反者益甚。"其次援引医家张介宾的论点以助理解:"各有脏部,言色脏所属,各有分部也。外部言六腑之表,六腑挟其两侧也(两侧是外部之位)。内部言五脏之里,五脏次于中央(中央是内部之位)。故凡病色先起外部而后及内部者,其病自表入里,是外为本而内为标,故当先治其外,后治其内。若先起内部而后及外部者,其病自里出表,是阴为本而阳为标,故当先治其阴,后治其阳。若反之者,皆为误治,病必益甚矣。"最后,梁翰芬附上按语说明:"六腑之表,所见之色,即五脏之色,且六腑之色,《黄帝内经》无明文,惟《难经·三十五难》曰:大肠为肺之府,又曰大肠谓白肠。小肠为心之府,又曰小肠谓赤肠。胆者肝之府,又曰胆者谓青肠。胃为脾之府,又曰胃者谓黄肠。

膀胱为肾之府，又曰膀胱谓黑肠（三焦缺）。《难经》以五腑配合五脏之色，然则五脏之色，即五腑之色也。"

又如"诊毛发以决病"中，先引用《黄帝内经·灵枢·经脉篇》："手太阴气绝，则皮毛焦。太阴者，行气温于皮毛者也。故气不荣，则皮毛焦；皮毛焦，则津液去皮节；津液去皮节者，则爪枯毛折。"梁翰芬附上按语说明："此言皮毛焦折，因于手太阴气绝也。张隐庵曰：阴阳二气，本于脏腑所生，手太阴之气主于皮毛，是以太阴气绝则皮毛焦。手太阴主气，气主熏肤泽毛。故太阴者，行气温于皮毛者也。是以气不荣则皮毛焦。津液者随三焦气出，以温肌肉，淖泽于骨节，润泽于皮肤。气不荣，则津液去皮节。津液去皮节，则爪枯毛折矣。"

二、按诊

在第二篇"按诊"中，如"按尺肤"中，引用经典《黄帝内经·灵枢·论疾诊尺篇》曰："尺肤热甚，脉盛躁者，病温也，其脉盛而滑者，病且出也。尺肤寒，其脉小者，泄少气。尺肤炬然，先热后寒者，寒热也；尺肤先寒，久大之而热者，亦寒热也。"梁翰芬最后附上按语说明:"廖平谓尺肤之尺字,当为皮字之剥文。经有尺肤,而无寸肤、关肤,足见尺当为皮字之误。凡言尺肤,均作皮肤解。杨太素曰:尺肤,尺之皮肤也。从尺泽至尺为一尺之地,故名。尺肤最足诊人之寒热。故于四诊添入按诊一门,循扪其尺肤,已足知病之寒热,此诊断上最不可缺此之门也。张介宾曰:尺肤热者,其身必热。脉盛躁者,阳邪有余,故当为温病。若脉虽盛而兼滑者,是脉已不躁而正气将复,故不久当愈。出,渐愈之谓也。肤寒脉小,阳气衰也,故为泄为少气。尺肤炬热,炬然,火热貌。或先热而后寒,或先寒而后热,皆寒热往来之候。张隐庵曰:温病者,寒毒藏于肌肤,至春发为温病,故尺肤热甚而脉盛躁者,知其为病温也。其脉盛而滑者,知病且出于外也。尺肤寒,其脉小者,少气。盖气者,所以温肤热肉,从阴而生,自内而外,故知其泄于内而虚于外也。此诊其尺而知其内因之病也。尺肤之先热后寒,先寒后热,而皆为寒热者,尺肤主三阴三阳之气也。"

三、闻诊

在第三篇"闻诊"中,如"闻声以辨别五脏之病"中，引用经典《黄帝内经·素问·阴阳应象大论篇》曰："肝在声为呼，心在声为笑，脾在声为歌，肺在声为哭，肾在声为呻。"继而援引名家唐容川观点："呼，叫声也。肝气太胜，和长之音，为叫呼，狂谵之类是也，宜抑其肝。心志喜，故发声为笑。脾主思，思而得之，则发为歌，癫狂自歌，脾绝亦歌。哭，商声也，主秋令，发哀伤之声，故哭。呻，伸也，肾气在下，声欲太息而伸出之也。张介宾曰：怒则叫呼，肝之声也。喜而发笑，心之声也。得意而歌，脾之声也。悲哀则哭，肺之声也。气郁则呻吟，肾之声也。"

四、问诊

在第四篇"问诊"中，如"问小便数欠而决其为肺病"中引用先贤的论述："肺手太阴之脉，是主肺所生病者，气盛有余，则肩臂痛，小便数而久。"梁翰芬附上按语说明："肺所生病，是肺受外邪之后，所生之病。气盛有余，邪气盛也。肺脉下肘中循臂内，邪滞于肩臂，故肩臂痛。邪盛逼肺，肺气下行奔迫太过，故小便频数。何者？以肺为水之上源，上源急而下流自急，势所必至。然小便频数有多少之别。

频数而多者，肺之化源尚旺。频数而少者，肺之化源将竭也。夫肺为清金，最忌燥热。今气盛有余，殆指燥热言之者欤。"

五、切诊

在第五篇"切诊"中，如"五脏败脉"中引用典籍所言："《中风论》曰：败脉者，春但弦，夏但洪，秋但毛，冬但石，四时旺脉，皆无和缓胃气，故曰但。"梁翰芬附上按语说明："熊陵曰：脉本营血，随宗气而动。宗气即呼吸天气所生。天气有春温夏热秋燥冬寒之递嬗。宗气应之，亦有春弦夏洪秋毛冬石之递嬗。若营血乃饮食地气所生，其性精专，有常而不变，与宗气相融。故反泯其迹，而为微弦微洪微毛微石，故曰有胃气也。若无胃气，则无营血相随，脉中仅止宗气独行，但见弦洪毛石而已，故曰败脉也。凡见败脉者，谓无胃气。虽不病亦不可救，是名真脏脉。凡脉有胃气者，虽极危之病，亦有可生。故曰人病脉不病者生。脉病人不病者死。即此义也。"

此外，梁翰芬《诊断学讲义》中的第五篇"切诊"，详细论述了脉诊的基本原理以及二十七部脉的主病，内容丰富，亦可独为脉学专论。其所论述的脉学基本原理部分，包括心为脉之原、三部分配脏腑、三部九候、诊脉时间与体位、诊脉方法以及正常脉象等内容，如在《脉之原出于心》一篇中，梁翰芬除了用传统中医理论分析脉搏产生的原因外，同时也结合现代医学的观点以及个人体会加以阐述，补充古籍脉学之不足。

梁翰芬临证时尤其重视脉诊，在脉学方面尤有精辟见解，此外，在诊孕脉及婴儿病诊指纹之研究等方面尤有独到心得。梁翰芬认为脉诊是中医诊断危重急症的重要手段之一，在抢救患者时，患者往往由于无法准确自述，甚或昏聩不语，难以进行问诊，全凭医生的临床经验察色按脉，处方用药。因此，广州市一些西医院曾多次邀请梁翰芬参与抢救一些危重症患者，如尿毒症并发黄疸、肝昏迷、急腹症休克的患者，经其诊治后，都取得了较好的临床疗效。

1960年，梁翰芬年届84岁仍潜心研究中医诊断学，撰写《婴儿病诊指纹之研究》一文，发表于《广东中医》杂志，此文别具心得，备言其法，丰富了中医诊断学宝库。

第二节　喜用岭南中草药，尤擅用鲜品

一、临床治疗喜用岭南中草药

岭南地区属于热带、亚热带气候，阳光充足，雨水充沛，植物生长茂盛，而且种类繁多，形成了独具地方特色的岭南中草药。由于岭南地区地理环境、自然气候具有土卑地湿、气候炎热等特点，岭南人群在生活习惯以及体质方面也存在差异，梁翰芬在临证遣药时既重视经方的应用，亦重视岭南中草药的运用，在中医辨证论治的基础上选用岭南中草药，如鸭脚木、榕树须、鬼羽箭、丝瓜络、五瓣寄生、苦瓜干、扁豆衣、扁豆花、土茵陈、菊花、通草等，运用得当，常收到良好疗效。

（一）鸭脚木

鸭脚木，又名鹅掌柴，为五加科植物鹅掌柴的根皮、茎皮、根和叶。主产于广东、广西等地，多生于山沟、山坡灌木丛中。鸭脚木味苦，性寒，气微香。

鸭脚木具有解表清热、祛风除湿等功效，用于风热表证，可治疗咽喉肿痛，常与狗肝菜、鬼针草等同用；也可用于防治流感，常与鸭跖草、龙眼叶等同用；亦可用于风湿热痹以及跌打肿痛等症。此外，鸭脚木外用可治疗漆过敏、湿疹及皮炎等。常用量：10～15克，鲜品15～30克。外用适量。

现代研究表明，鸭脚木含有酚类、有机酸、氨基酸等成分，药理研究显示，本品对于溶血性链球菌、金黄色葡萄球菌有抑制作用。

（二）榕须

榕须，亦名榕树须，为桑科植物榕树的气根，榕树多生于山林、郊野、村落旁，为常绿乔木，全年可采，割下气生根扎成小把，鲜用或晒干备用。

榕树须味苦，性平。本品长于发汗透疹，常用于感冒高热、麻疹不透等症。可配鸭跖草、鬼针草治疗感冒高热，其解表退热作用显著；亦可用于热邪郁闭的麻疹不透者，可与崩大碗、葛根等同用，或煎水温洗以助汗透发。常用量：10～15克。治皮肤病多作外洗用。外用适量。

注意事项：年老体弱及孕妇慎用。

榕树叶亦可入药，具有祛痰止咳、解表清热以及祛湿止痛等作用，可用于热性咳嗽以及急、慢性支气管炎；或者用于百日咳，可与三荚草等同用；还可用于风热表证，可与鱼腥草、鬼针草等同用；亦可用于湿热泄泻、湿热痢疾、目赤痛及咽喉痛等；此外，还可用于湿疹、皮炎及痔疮等。常用量：10～15克。

现代研究显示，榕树须含有酚类、氨基酸、糖类、有机酸等成分。榕树叶含三萜皂苷、黄酮苷、酸性树脂以及还原糖类等成分。抗菌试验显示，榕树叶对金黄色葡萄球菌、大肠杆菌、溶血性链球菌、福氏痢疾杆菌及变形杆菌均有抑制作用。

（三）丝瓜络

丝瓜络，为葫芦科一年生攀缘藤本植物丝瓜的老熟果实中的维管束。主产于广东、江浙等地。全国各地均有栽培。味微甘，性微寒，归肺、胃、肝经。

丝瓜络具有通经活络、清热化痰等功效，可用于治疗湿火伤络引起的胸胁胀痛、痹痛拘挛，肺热咳痰、痈肿痔漏、乳痈、乳汁不通及跌打损伤等，有关研究显示，丝瓜络含木聚糖及纤维素等成分。现代药理研究表明，丝瓜络具有明显的镇痛、镇静和消炎等药理作用。用量:10～15克。注意事项:广东地区所用之丝瓜络是粤丝瓜之脉络。

(四)鬼羽箭

鬼羽箭,并非鬼箭羽的别名,二者是两种不同的中药。鬼羽箭为玄参科植物鬼羽箭的全草,而鬼箭羽系卫矛科植物卫矛的具翅状枝条或翅状附属物。鬼羽箭味微苦,性凉,具有清热、凉血、解毒的功效,可用于治疗流感、痧疹发热、中暑伏热、癫痫等,外用可治皮肤风毒肿痛等症。用量:10～15克。外用以鲜品适量,捣敷。注意事项:体质虚寒及孕妇忌用。鬼箭羽则味苦、辛、性寒,具有活血调经、散瘀止痛的功效,主治月经不调、产后血瘀腹痛、风湿痹痛、跌打损伤及漆疮等症。现代药理学研究表明,鬼箭羽具有降血糖、调节血脂、延缓动脉粥样硬化等作用,亦具有一定的防治心肌缺血、改善尿路感染等作用。用量:5～10克。外用适量,煎汤外洗或捣敷。注意事项:气虚崩漏及孕妇忌用。

(五)五瓣寄生

五瓣寄生为桑寄生科植物离瓣寄生的枝叶,味苦、甘，性平，具有祛痰止咳、止痢、祛风除湿、调补气血之功用，可用于治疗风湿痹症、痢疾、肺结核等病。用量：10～15克。

（六）苦瓜干

苦瓜为葫芦科植物苦瓜之果实，苦瓜干系苦瓜切片晒干而成。本品具有清暑明目、清肝解毒、生津止渴等功用，可用于治疗中暑、热病烦渴、目赤疼痛、痈疮肿毒等症。《本草纲目》记载苦瓜"苦寒、无毒、除邪热、解劳乏、清心明目、益气壮阳"。有关研究表明，苦瓜富含苦瓜素、苦瓜苷、氨基酸、多肽、糖类、维生素等多种生物活性成分，具有降血糖、抗病毒、抗癌及增强免疫力等功效。

（七）白扁豆

白扁豆为豆科植物扁豆的干燥成熟种子，其种皮称扁豆衣，花为扁豆花，主产于江苏、浙江、河南等地。

白扁豆味甘，性微温，归脾、胃经。本品具有健脾和中、化湿消暑之功效，味甘能健脾和中，味淡能渗湿，并善解暑湿，多用于脾虚湿困的泄泻、便溏以及夏天暑湿内侵的肠鸣泄泻等症。用量：10～15克。

注意事项：治暑湿宜生用，健脾则宜炒用。据化学成分分析，白扁豆富含脂肪、蛋白质、碳水化合物、钙、铁等成分。现代药理研究结果表明，扁豆水提取液具有一定的抗菌、抗病毒作用。扁豆衣的功效类似白扁豆，虽无壅滞之弊，但药力较薄，多用于治疗暑湿吐泻等症。用量：5～10克。

（八）扁豆花

扁豆花，为白扁豆的花，味甘、淡，性平，功专解暑化湿，多用于夏天感冒，亦可治疗暑湿及泄泻、下痢等症。用量：3～10克。《本草便读》记载扁豆花："赤者入血分而散瘀，白者入气分而行气，凡花皆散，故可消暑散邪，以治夏月泄痢等证也。"现代药理研究表明，扁豆花具有一定的抑菌消炎、抗病毒、抗氧化作用。

（九）大豆黄卷

大豆黄卷，系采用豆科植物大豆的成熟种子发芽后晒干而成。味甘，性平，归脾、胃、肺经。大豆黄卷具有解表清暑、利湿清热的功效，用于暑湿、湿温初起，湿热内蕴的发热汗少、小便不利及湿痹筋挛、骨节烦疼、肢体困重等症。用量：10～15克。有关研究报道，大豆黄卷含有异黄酮类、皂苷类以及蛋白质等成分。有关研究表明，大豆黄卷具有抗炎、抗氧化以及改善更年期症状等作用。

（十）淡豆豉

淡豆豉为豆科植物大豆的成熟种子发酵而成的加工品。全国各地均产，晒干生用。味辛、甘、微苦，性寒（用青蒿、桑叶发酵），或味辛，性微温（用麻黄、紫苏发酵），归肺、胃经。淡豆豉具有解表、除烦的功效，可用于治疗感冒头痛。此外，本品亦可用于治疗胸闷烦躁、虚烦不眠。用量：5～15克。本品以桑叶、青蒿发酵者，多用于治疗风热感冒；以麻黄、紫苏发酵者，多用于治疗风寒感冒头痛。研究显示，淡豆豉含蛋白质、脂肪和酶等。有关研究报道，淡豆豉有调节血脂、降血糖等作用。淡豆豉发汗力很弱，但有健胃助消化的作用。

（十一）通草

通草，系五加科植物落叶灌木通脱木的茎髓，因茎髓中部有空心，故又名空心通草。主产于四川、江西等地，广东亦有产。味甘、淡，性寒，归肺、胃经。本品主要具有清热利尿的功效，可用于湿温病及湿热淋痛诸症；此外，还可用于乳汁不通。用量：3～10克。古代本草常将通草与木通相互混淆，或将二者视为一物。李时珍在《本草纲目》中诠释了二者的异同："有细细孔，两头皆通，故名通草，即今所谓木通也。今之通草，乃古之通脱木也。"现代研究表明，本品含糖醛酸、蛋白质、脂肪以及多糖等。通草具有利尿以及促进乳腺泌乳等作用。

（十二）土茵陈

土茵陈，常用于治疗黄疸性肝炎、泌尿系结石、小便不利及外伤出血等病症。

茵陈蒿（茵陈），为菊科植物茵陈蒿或滨蒿等的全草，主产于山西、陕西、安徽、广东等地。本品有绵茵陈与土茵陈之分，二者功用大致相同。土茵陈主产于广东，芳香气浓，习惯上认为土茵陈芳香化湿之力大，而绵茵陈则清热利尿作用更佳。用量：10～30克。

二、擅用鲜品中草药

鲜品中草药由于其自身的特点,对于温病的治疗具有独特的意义。岭南地区自古以来多湿热瘴气,易于疾病流行,尤其易致五官疾患。鲜品中草药含有大量的自然汁液、丰富的天然生物活性物质成分,某些鲜品中药亦含有较多的挥发性芳香物质等,因此对于防治某些疾病,特别是温病,具有干药或熟药等力不能及的独特作用。

梁翰芬在长期的临床实践中,根据岭南地区的气候和地理环境,在岭南中草药运用方面经验丰富,尤其擅长应用鲜品中草药,对竹叶、枇杷叶、鲜荷叶、鲜莲秆、鲜芦根、鲜竹茹、薄荷叶、黄豆卷等多种药物之鲜用亦颇有心得。梁翰芬在长期的临床实践中总结出了不少药物鲜用之妙,辨证施用,往往有意想不到之良效。例如,《中医杂志》(1926年第4期)中的《本校赠诊所医草》记载梁翰芬的用药处方中,就有鲜芦根、鲜竹茹、黄豆卷以及鲜藕汁等。

(一)竹叶

竹叶与淡竹叶是两种不同的中药,竹叶是禾本科植物常绿乔木或灌木淡竹的叶，淡竹叶则是禾本科植物淡竹叶的叶，二者的性味功效相似，竹叶清热除烦之力较佳，利水通淋之力则略逊，兼有生津作用，用以治风热表证、烦热口渴等。用量：5～15克，鲜品15～30克。淡竹叶则长于渗湿泄热，用以治热淋涩痛等。用量：10～15克。

（二）荷叶

荷叶是睡莲科多年生草本植物莲的叶片。荷叶味苦、涩，性平。荷叶具有解暑利湿、升发清阳及散瘀止血的功效，鲜荷叶解暑清热之效更佳；用于血热出血者，鲜荷叶止血之力更大。用量：干品5～10克，鲜品15～30克。莲秆又名莲梗、荷梗，为莲的叶柄及花柄，其中空而通，效用与荷叶大致相同，既能清解暑邪，又能通气宽胸，多用于暑湿病之清阳受遏、胸闷不畅等症。用量：10～15克。

（三）芦根

芦根为禾本科草本植物芦苇的地下茎。味甘，性寒，归肺、胃经。芦根具有清热生津、利尿及清胃止呕的功效，温热病用鲜芦根清热生津及利尿之力优，用治热病烦渴、热淋涩痛效佳。用量：干品15～30克，鲜品30～60克。现代药理研究表明，芦根含有天门冬酰胺、氨基酸及糖类等物质，有关研究报道，芦根具有抗菌、抗血栓等药理作用，临床上可用于治疗肺痈咳脓、急慢性肝炎、胆囊炎、结石症、肝硬化腹水等病症。

（四）竹茹

竹茹为禾本科常绿乔木或灌木植物青秆竹、大头典竹或淡竹的茎的中间层。味甘，性微寒，归肺、胃经。

竹茹具有清热化痰、止呕的功效，鲜竹茹清热止呕之力更大。用量：5～10克。有关研究报道，本品对大肠杆菌、伤寒杆菌、白色葡萄球菌等有较强的抑制作用。

鲜品中草药应用的历史悠久，如中国最早的药学专著《神农本草经》记载干地黄、干姜"生者尤良"，"生者"实际就是指"鲜品"。晋代葛洪《肘后备急方》记载用鲜青蒿治疟，"青蒿一握，以水二升渍，绞取汁，尽服之"。明代李时珍《本草纲目》记载茅根"必鲜用者为胜，干枯者不堪用"。清代王孟英《随息居饮食谱》记载的300多种中药不少是鲜品，认为"诸药既干且久，或失本性，譬用陈米作酒，酒力无多"，提倡用鲜品，且指出"以诸药煎作汤饮，味固不全，间有因煎失其本性者"。该书又阐述："诸露凡谷、菜、果、蓏（读音luǒ）、草、木、花、叶诸品，具有水性之物，皆取其新鲜及时者，依法入甑，蒸馏得水，名之为露。用得其宜，远胜诸药。"

鲜品中药在临床应用上，对于不少疾病的治疗有其独特的优势。鲜品中药的成分在干燥过程中可发生氧化、酶解、挥发或其他变化。在药理研究方面而言，鲜品中药所含有效成分保存更加完备和充足。例如，含挥发性油类较多的药物，若经过加热干燥或煎煮后，可导致其挥发性油含量减少或散失，因此这类药物的鲜品与干品相比较，其在药理作用方面的差异亦较大。

第三节　妇科之要，调经为本

梁翰芬精通临床各科，尤以妇科以及眼科疾病见长。梁翰芬认为妇科之要，重在调经，调经者乃治本也，月信准则血气充而冲任盛，肾气固则体自康。月经的产生，是天癸及脏腑、经络、气血协调作用于子宫的生理现象。天癸是影响人体生长、发育及生殖的阴精，源于先天肾气，在后天水谷精气的滋养下逐渐趋于成熟，随着肾气的虚衰而竭止。马玄台注释《黄帝内经》言："天癸者，阴精也。盖肾属水，癸亦属水，由先天之气蓄极而生，故谓阴精为天癸也。"天癸虽禀受于先天之气，但需在肾气充盛的前提下，在适当的生长阶段才能蓄极而生，从而发挥其作用，使任脉所司的精血津液充沛，与冲脉相资，冲脉又得到肾精充实，聚脏腑气血依时由满而溢于子宫，使月经按时来潮。冲、任、督脉一源而三歧，约束于带脉，冲、任、督、带脉各司其职，借十二经脉与脏腑相通，调节月经的产生并维持其正常的生理功能。

梁翰芬撰著的《诊断学讲义（重订）》在第四篇"问诊"中，亦有论述问月事决其寒热虚实或热入血室或冲任二脉虚损等。月经病是妇科临床常见的疾病，月经异常往往是机体受病的表现。月经病的病因病机主要是七情或外感，或先天不足、劳倦内伤、房劳多产，以致脏气受损，肝、脾、肾等脏腑功能失常。气血失调，冲任二脉受损，从而发为月经病。在月经病治疗方面，梁翰芬临证总结有"肝郁气滞、肝肾阴亏、脾虚肝郁、寒凝气滞"等证型（《梁翰芬治月经病经验四则》）。调经宜分清先病后病，经不调而生诸病者，当先调经；因他病而致经不调者，当先治他病。治脾虚肝郁型月经病，梁翰芬认为脾虚肝郁，统藏无权，而致阴血不足，冲任虚衰，月经失调。治宜疏肝理脾，调补冲任，方用舒郁调经汤（经验方），使脾旺肝和，冲任得养而经自调。又若证属肝肾阴亏型，血海不荣，冲任失调，则经行不畅，女子以血为本，肝藏血，肾藏精，肝肾阴虚，而冲任失养，故经量少，治宜滋养阴津，平肝潜阳，调和冲任，使精血滋生，阴平阳秘，冲任盛，月经自调。辨证施治，可收良效。

第四节　脏腑络病，眼科发挥

岭南地区在气候和地理环境方面具有特殊性，土卑地湿，气候炎热，暑湿较重，日久熏蒸，多发眼病,且时发天行赤眼病。梁翰芬在治疗眼病的过程中积累了不少宝贵经验,诊务之余,梁翰芬在1929年撰著《眼科学讲义》(广东中医药专门学校铅印本),在1930年先后于《医药学报》发表《眼科发挥(未完)》(1930年第1卷第7期)及《眼科发挥(续)》(1930年第1卷第10期)。

一、强调目疾乃脏腑之络病

梁翰芬认为眼疾之本在脏腑,其发却在络,乃脏腑之络病。"世传眼科专书,无不配以五轮八廓。五轮八廓,《黄帝内经》未著其名,八廓之说,纲目删之,韪矣,而五轮之名义,亦无可考",梁氏认为眼睛与脏腑功能密切相关,五轮八廓乃虚构之说,因此"五轮之名不废而眼病之根源终无由大白,势必印定后人眼目,刻舟求剑"。梁氏认为眼睛的正常生理功能有赖五脏六腑之络滋养,因此,目疾"非脏病,亦非腑病,实脏腑之络病也"。同时,梁氏又参考西医神经学理论,以证明眼病为"络病"。除了医学外,梁氏对现代物理学亦有所认识,了解到"天下万物俱无光,唯日有光……光照于物上,则人见其物"。同时他又参照现代医学知识,提出"照于各物之光,回射入目之瞳仁，至筋网而传于脑，脑气即将光反射之外出"的光学机制。梁翰芬参照现代解剖学的十二对脑神经，其分布于目者分别为视神经、动眼神经、滑车神经、外旋神经，神经功能失常，而眼患以作。梁氏既参照西医理论，同时亦以中医理论为基础，结合其在治疗目疾中所积累的经验和心得，认为五脏之精华为发光之本，尝试以中西汇通诠释眼睛的生理功能，但更多的是临床医疗信息的反馈，在当时的历史背景中实属难能可贵。

二、重视脏腑辨证，内外结合治疗目疾

梁翰芬认为目疾之源涉及六气、情志及起居饮食三方面，六气多成外障，七情多成内障，起居饮食或成内障、或成外障；在辨证方面，重视眼睛与五脏的联系，分别详述了心部、肺部、肝部、脾部及肾部主证。

梁翰芬推崇目疾的脏腑辨证，在眼病治疗中重视内治与外治相结合，内治遵从"眼病以五脏为本"的主旨，强调五脏与眼部经络之间的联系，认为目疾则必定涉及五脏病机、气血失调及经络循行。梁翰芬《眼科学讲义》详述了眼科各种病症的病因病机、治法方药。如"小眦赤"一症，梁氏认为是由"心经虚热而起"，导致虚热"上干于少阳"，采用"清降虚

热"之法，施以"九仙散"治之。外治提倡"熏、闻、挂、洗、点、敷、吹"七种方法以及针法和灸法。外治方药如消翳复明膏、搐鼻碧云散、车前草汤、点眼蕤仁膏、敷眼胞方、清凉散、通窍散等（详见《眼科学讲义》）。迄今在中医眼科临床中仍有参考价值。

第五节 精究经典，创新十三方应用

《黄帝内经》是中国现存最早的一部医学典籍，可分为《素问》《灵枢》两部分。《黄帝内经》系统地阐述了人体的结构、生理和病理以及对疾病的诊断、治疗和养生等问题，奠定了中医学的理论基础。概而言之，《素问》偏重基本理论，《灵枢》则侧重于经络和刺法，对方药的运用，《黄帝内经》仅提出了十三方，其中有五方分别见于《灵枢》有关篇章。《黄帝内经》收载方剂数目虽少，但在剂型上已有汤、丸、散、膏、丹、酒之分，并总结出有关辨证、治则、治法、组方原则、组方体例等理论，为方剂学的形成和发展奠定了理论基础。再者，这十三首方在药物组成方面虽然比较简单，但它却是中医运用方剂治疗疾病的早期记载，虽较《五十二病方》略晚，但仍在中医方药发展史上具有一定的历史意义，而且其中的某些方药，仍在现今临床上作为基础方化裁运用。

梁颂名教授在长期的中医药临床实践中对《黄帝内经》十三方的运用有着独到的认识，现就十三方的特点和具体运用作相应的介绍供研究参考。

一、十三方的结构及治疗特点

（一）动物、植物、矿物同时使用

1. 动物类药

血余炭（人头发）、鸡矢、乌贼骨、雀卵、鲍鱼汁、猪膏、马膏、炙肉。

2. 植物类药

谷物、泽泻、白术、蘆茹（茜草根）、兰草、连翘、半夏、秫米、官桂、蜀椒、桑炭、干姜、桂心。

3. 矿物类药

生铁落、辰砂、雄黄、雌黄、紫金。

(二)"七方"雏形,初具规模

1. 大方之奇方

寒痹熨法。

2. 大方之偶方

小金丹。

3. 小方之奇方

汤液醪醴、生铁落饮、泽泻饮、左角发酒、鸡矢醴、兰草汤、豕膏。

4. 小方之偶方

乌贼骨藘茹丸、菱翘饮、半夏秫米汤、马膏膏法。

此外,还有急方、缓方、复方。

(三)"剂型变化",多种多样

1. 汤剂

兰草汤、菱翘饮、半夏秫米汤、生铁落饮。

2. 丸剂

乌贼骨藘茹丸。

3. 散剂

泽泻饮。

4. 膏剂

豕膏、马膏膏法。

5. 丹剂

小金丹。

6. 酒剂

汤液醪醴、左角发酒、鸡矢醴、寒痹熨法。

（四）内服外用

1. 内服方

生铁落饮、左角发酒、鸡矢醴、泽泻饮、乌贼骨丸、兰草汤、菱翘饮、半夏秫米汤、小金丹。

2. 外用方

寒痹熨法。

3. 内服兼外用方

汤液醪醴、豕膏、马膏膏法。

（五）未病先防

运用小金丹以预防疫疠。

二、十三方的具体运用与发展

十三方是运用中医药理论指导临床治疗的最早

典范，它标志着治疗疾病已由单纯的经验积累和因症施术到理论上综合分析和辨证论治的新高度，对方剂学的发展有着极大的影响。梁颂名教授就十三方的原文、组成、功效、主治、分析和发展作简要论述。

（一）汤液醪醴《黄帝内经·素问·汤液醪醴论篇》

原文　黄帝问曰：为五谷汤液及醪醴奈何？岐伯对曰：必以稻米、炊之稻薪。稻米者完，稻薪者坚。帝曰：何以然？岐伯曰：此得天地之和，高下之宜，故能至完，伐取得时，故能至坚也。

组成　稻米煮成的清液，或者再经发酵酿造而成的酒剂。

功效　汤液：滋养脏腑。

　　　　醪醴：活血通络。

运用　古代的汤液醪醴，对后世方剂学的发展有很深的影响，如直至现代所用的汤剂、酒剂，以及方药中使用的粳米、秫米、薏苡仁、赤小豆，或加酒同煮等，都是直接从《黄帝内经》的汤液醪醴发展而来的。

例子

1. 加粳米的方剂

白虎汤、白虎加人参汤、白虎加桂枝汤、白虎加苍术汤、竹叶石膏汤、泻白散、清暑益气汤、桃花汤、麦门冬汤。

2. 加酒的方剂

瓜蒌薤白白酒汤、复元活血汤、生化汤、下瘀血汤、炙甘草汤、胶艾汤、缩泉丸、仙方活命饮、五味消毒饮、当归四逆加吴茱萸生姜汤。

（二）左角发酒《黄帝内经·素问·缪刺论篇》

原文 邪客于手足少阴、太阴、足阳明之络。此五络皆会于耳中，上络左角，五络俱竭，令人身脉皆动，而形无知也，其状若尸，或曰尸厥。……鬄其左角之发方一寸燔治，饮以美酒一杯，不能饮者灌之，立已。

组成 血余炭一方寸，酒一杯兑服，口噤不能饮者，则灌之。

功效 通行经络，调畅气血，消瘀利窍。

主治 血瘀阻塞经络引致之突然神志昏迷，不省人事，状如尸厥。

运用 本方之发乃人之头发,味苦涩,性平,功效为止出血,消瘀血,通窍道,利小便。后世一些医家以此药为基础,配伍其他药物组成方剂,治疗有关疾病。

血余炭:本品收敛止血之中,又有消瘀作用,故止血而不留瘀,既可内服,又可外用,用以治疗多种出血证,见表2-1。

表2-1 血余炭

运用	名称		组成	主治
止出血	内服方	化血丹	血余炭一钱,三七二钱,花蕊石三钱,共研细末,分两次,开水送服	治咯血,兼治吐衄,理瘀血,治二便下血
		白芷散(妇人良方)	白芷一两,海螵蛸二钱,血余炭五钱,酒调二钱	赤白带下,滑脱不禁
	外用方		血余炭	多用于鼻衄(吹鼻),齿缝出血(掺之)
利小便	滑石白鱼散(《金匮要略》方)		滑石二分,血余炭二钱,白鱼二分,杵为散,饮服方寸匕,日三服	小便不利属于膀胱,气化不利所致者,亦主血淋"小便不利,蒲灰散主之;滑石白鱼散、茯苓戎盐汤并主之"
	猪膏发煎(《金匮要略》方)		猪膏半斤,血余炭如鸡子大三枚,二味和膏中煎之,发消药成,分再服,病从小便出	湿热黄疸而见胃肠燥结、大便干结、少腹急满等症"诸黄,猪膏发煎主之"

(续表)

运用	名称	组成	主治
消瘀血，通窍道	开骨散（《医宗金鉴》方）	血余炭一团，川芎一两 当归二至三两，龟板一具为末，每服五钱，水酒各半煎，热服	难产、死胎因交骨不开者

（三）鸡矢醴《黄帝内经·素问·腹中论篇》

原文 黄帝问曰：有病心腹满，旦食则不能暮食，此为何病？岐伯对曰：名为鼓胀。帝曰：治之奈何？岐伯曰：治之以鸡矢醴，一剂知，二剂已。

组成 干鸡矢（屎）半斤，酒一斗。

《本草纲目》谓："用腊月干鸡矢白半斤，袋盛，以酒醅一斗，渍七日，温服三杯，日三；或为末，服二钱亦可。"

功效 下气消积，活血行气，通利二便。

主治 饮食积滞或湿热蕴结所致之鼓胀实证。

运用 鸡矢白味苦、咸，性微寒，功效为下气消积，通利二便，祛风通络，清热解毒。后世医家将其用于治疗诸多疾病，见表2-2。

表2-2 鸡矢白

运用	方名	组成	功效主治	启示
抽筋	鸡矢白散（《金匮要略》方）	鸡矢白，为散，取方寸匕，以水六合，和，温服	舒筋活络，清热利水 湿浊化热伤阴所致的抽筋。鸡矢白性寒下气，祛湿，通利二便，故能治之。 "转筋之为病，其人臂脚直，脉上下行，微弦，转筋入腹者，鸡矢白散主之。"（《金匮要略》）	清代王孟英发明蚕矢汤治热性霍乱（包括急性肠胃炎）体液脱失过多而致之转筋，可以说是受本方的启发
破伤风	补缺肘后方	鸡矢白一升（捣，筛）合和扬之千遍乃饮之，大人服一升，日三服，少小五合	身体角弓反张，四肢不随，烦乱欲死者。 近人报道：取鸡矢白焙干，研成细末，成人每次三钱，以黄酒二两冲服，每日两次，临床试治数十例，一般服药出汗后，诸症即减，或配伍止痉药全蝎、蜈蚣、羌活、白芷、防风等用	—
消积化滞	民间方	—	小儿消化不良之腹胀。 用法：晒干，焙黄，研末，温水冲服	—
解毒	—	—	"炒服之，去虫咬毒。"（《本草拾遗》） "以醋和涂，治蜈蚣、蚯蚓咬毒。"（《本草纲目》）	—

（四）生铁落饮《黄帝内经·素问·病能论篇》

原文　帝曰：有病怒狂者，此病安生？岐伯曰：生于阳也。……帝曰：治之奈何？岐伯曰：夺其食即已。……使之服以生铁落为饮，夫生铁落者，下气疾也。

组成 生铁落1~2两,水煎服。

功效 平肝降火,镇惊安神。

主治 肝郁火盛所致之癫狂证。

运用 生铁落味辛、性寒,临床证实本品治疗怒狂确有良效,但很少单味使用,多配伍清肝降火、化痰开窍、养心安神之品。

如《医学心悟》之生铁落饮就是由本方启示创造出来的用于治疗痰火上扰所致之癫狂而见舌红绛、苔黄腻、脉弦数等症的方剂(表2-3)。

表2-3 生铁落饮

	功效	药物
清热	清热养阴	天冬、麦冬、玄参
	清热散结	连翘
	清热平肝	钩藤、生铁落
安神	重镇安神	生铁落、朱砂
	清心安神	朱砂、丹参
	安神开窍	石菖蒲
	安神解郁	远志
	宁心安神	茯神
化痰	清热化痰	贝母、胆南星
	燥湿化痰	橘红

煎煮法:先将生铁落煎熬三炷香,然后取此水煮其他药物。

（五）泽泻饮《黄帝内经·素问·病能论篇》

原文 帝曰：善。有病身热解㑊，汗出如浴，恶风少气，此为何病？岐伯曰：病名曰酒风。帝曰：治之奈何？岐伯曰：以泽泻、术各十分，麋衔五分，合以三指撮为后饭。

组成 泽泻、白术各十分，麋衔五分。三药混合研末，每次服三指撮，饭前空腹服，温开水送下。

功效 清热祛湿，固表止汗。

主治 酒风因于酒客酒后，感受风邪所致之恶风多汗、少气乏力、全身发热等症。

运用 本方所治之酒风，《黄帝内经·素问·风论篇》称其为漏风。原文说："饮酒中风，则为漏风。"后世医家常以方中之泽泻、白术配合其他有关药物用于治疗酒醉者。

如《张氏医通》谓："漏风之状，多汗，常不可以单衣，食则汗出，甚则身汗，喘急，恶风，衣常濡，口干善渴，不能劳事，先宜五苓散热服取汗，后与黄芪建中汤加白术、泽泻。"

用泽泻饮加葛花、枳椇子、山楂、水翁花、布渣叶以治酒醉而见腹胀饱满、饮食不化、嗳气、大便溏泄、四肢酸软乏力、少气懒言、恶风汗多、舌苔黄腻、脉象带弦数等症属于湿热内蕴者，本方有护肝解酒、防醉止呕、清热祛湿、开胃提神等作用。

又《宣明论方》用牡蛎2钱，白术1.1两，泽泻3钱，防风2.5两为末，每服1钱，温水调下。治虚风多汗，食之汗出如洗。

《普济本事方》用泽泻、白术、茯苓各等分，为细末，每服1钱，温水调下，治饭后多吐，欲作翻胃。

近人有用泽泻饮加味治耳源性眩晕102例，痊愈90例，好转7例，无效5例。处方：泽泻、白术各20克，钩藤、珍珠母各15克，菊花、川牛膝各10克，磁石25克。

（六）乌贼骨䕡茹丸《黄帝内经·素问·腹中论篇》

原文 帝曰：有病胸胁支满者。妨于食，病至则先闻腥臊臭，出清液，先唾血，四肢清，目眩，时时前后血，病名为何？何以得之？岐伯曰：病名血枯，此得之年少时，有所大脱血，若醉入房，中气竭，肝伤，故月事衰少不来也。帝曰：治之奈何？复以何术？岐伯曰：以四乌贼骨，一䕡茹，二物并合之，丸以雀卵，大如小豆，以五丸为后饭，饮以鲍鱼汁，利肠中及伤肝也。

组成 乌贼骨四分，藘茹（茜草根）一分，二药研末混合，以麻雀卵为丸，如豆大，每次饭前服五丸，鲍鱼汤送下。

功效 收敛止血，活血通经，扶正固本。

主治 血虚血滞所致之月经量少或闭经，以及血虚出血证。

运用 本方原文所治之血枯有八大症状，但临床上主要用于血枯经闭、经少，疗效亦确切，本人改用鸡蛋为丸，曾治两例血虚经少者收效。

张景岳注《黄帝内经》谓"血枯者，月水断绝也"。

张锡纯擅用乌贼骨、茜草根治疗气虚冲任不固之崩漏或月经过多者，亦有用于脾肾不固之带下者，前者如固冲汤，后者如清带汤。

（七）兰草汤《黄帝内经·素问·奇病论篇》

原文 帝曰：有病口甘者，病名为何？何以得之？岐伯曰：此五气之溢也，名曰脾瘅。……治之以兰，除陈气也。

组成 兰草一两，煎汤代茶饮。

功效 芳香化湿，解暑辟浊。

主治 湿浊内阻，脾为湿困所致之胸闷不食，口甘呕恶，舌苔白腻，以及暑湿、湿温初起者。

运用 兰草为《神农本草经》原名，《本草再新》始称佩兰，为一味常用的芳香化湿、解暑辟浊药。

（1）常配藿香相须为用，或再加厚朴、白豆蔻以加强芳香化湿之力，用以治疗湿浊困脾之证。

（2）暑湿证，可与青蒿、荷叶同用，或加入王氏清暑益气汤。

（3）湿温初起，常与滑石、薏苡仁、藿香同用，或加入三仁汤中使用。

（4）《时病论》中芳香化浊法：主治五月霉湿，并治秽浊之气。方用佩兰、藿香、大腹皮各一钱，陈皮、半夏各一钱半，厚朴八分，鲜荷叶三钱，煎汤服。

（5）《重订广温热论》中五叶芦根汤：主治暑温初起。方用藿香、佩兰、荷叶各一钱，先用枇杷叶一两，芦根一两，鲜冬瓜二两，煎汤代水。

（6）近人有以佩兰为主药，佐以芳香醒脾或益气健脾利湿之品以治糖尿病而见脾虚湿困之证者。若脾瘅日久，邪热郁结于胃，而成之消渴者，可与天花粉、麦冬、黄连等养阴生津、清热药同用，这些药都有一定的降血糖作用。

（八）豕膏《黄帝内经·灵枢·痈疽篇》

原文 痈发于嗌中，名曰猛疽。猛疽不治，化为脓，脓不泻，塞咽，半日死。其化为脓者，泻则合豕膏，冷食，三日而已。……发于腋下赤坚者，名曰米疽，治之以砭石，欲细而长，疏砭之，涂以豕膏，六日已，勿裹之。

组成 猪油。

功效 滋液润燥，清热解毒。

主治 内服可治猛疽（相当于锁喉痈），先刺破排脓，脓溃后，口中含凉的猪油。

外涂可治米疽（相当于腋痈），先刺破患处，然后涂上猪油。

运用 猪油味甘，性微寒，有滋液润燥、清热解毒的作用。本方只用猪油一味药，清热之力不足，后世不少医家以猪油加味做成膏药，治疗多种疾病，即是从此方演变而来（表2-4）。

表2-4 猪油

方名	组成	主治
《寿世保元》方	猪板油四两，蜂蜜四两，米糖四两。上三味，熬化成膏，时刻挑一匙口中噙化，三五日其嗽自止	年老日久咳嗽、不能卧者，多年不愈

（续表）

方名	组成	主治
《本草纲目》方	猪脂油一斤（炼过），入白蜜一斤，再炼少顷，滤净冷定，不时挑一匙	肺热暴喑。无疾常服，亦润肺
口燥膏（《千金要方》）	猪膏、白蜜各一斤，黄连一两。三味合煎，去渣，搅令相得。含如半枣，日四五，夜二	口中燥，咽喉塞不利。
猪肤汤（《伤寒论》）	猪肤一斤，以水一斗，煮取五升，去渣，加白蜜一升，白粉（白米粉）五合，熬香，和令相得，温分六服	少阴病后肺肾阴虚，虚热上壅，而见咽痛、胸满、心烦。"少阴病，下利咽痛，胸满心烦，猪肤汤主之"
其他方以及主治	锁喉痈，初起者宜用普济消毒饮加减治疗 腋痈，初期宜疏肝解郁，清热解毒，方以柴胡清肝汤加减治疗	

（九）菱翘饮《黄帝内经·灵枢·痈疽篇》

原文 发于胁，名曰败疵，败疵者，女子之病也。灸之，其病大痛脓，治之，其中乃有生肉，大如赤小豆，剉蔆、翘草根各一升，以水一斗六升煮之，竭为取三升，则强饮厚衣，坐于釜上，令汗出至足已。

组成 菱角根、连翘根各一升，水煎服。

功效 清热凉血解毒，主治腋痈。

运用 腋痈一病发生于腋下，此乃肝经所主之部位，现多用清肝解郁、消肿化毒之法，以柴胡清肝汤加减治疗，如脓已成，加穿山甲（现已禁用）、皂角刺以排脓消肿。

菱翘饮现今已极少使用，但以连翘为主药治疗外科痈疽疮肿则为多见，成为疮家圣药。李东垣曰："连翘十二经，疮药中不可无，乃结者散之之义。"张锡纯谓连翘："具升浮宣散之力，流通气血，治十二经血凝气聚，为疮家要药。能透肌解表，清热逐风，又为治风热要药。且性能托毒外出，又为发表疹瘾要药。为其性凉而升浮，故又善治头目之疾，凡头疼、目疼、齿疼、鼻渊或流浊涕成脑漏证，皆能主之。"又云："连翘诸家皆未言其发汗，而以治外感风热，用至一两必能出汗，且其发汗之力甚柔和，又甚绵长。曾治一少年风温初得，俾单用连翘一两煎汤服，彻夜微汗，翌晨病若失。"

后查一些医家常以连翘为主药，配伍其他药物治疗疮肿（表2-5）。

表2-5　连翘

方名	组成	主治
连翘饮（《类证活人书》）	连翘、防风、甘草、栀子各等分，为末，每服二钱，水一中盏，煎七分，去渣温服	小儿一切热
连翘散（《杨氏家藏方》）	连翘、瞿麦、鬼箭羽、甘草（炙）各等分，上为细末，每服二钱，临卧米泔水调下	瘰疬结核不消
《玉樵医令》方	连翘五钱、黄柏三钱、甘草二钱，水煎含漱	舌破生疮

（十）半夏秫米汤（原名半夏汤）《黄帝内经·灵枢·邪客篇》

原文 今厥气客于五脏六腑，则卫气独卫其外，行于阳，不得入于阴。行于阳则阳气盛，阳气盛则阳跷陷，不得入于阴，阴虚，故目不瞑。黄帝曰：善。治之奈何？伯高曰：补其不足，泻其有余，调其虚实，以通其道，而去其邪。饮以半夏汤一剂，阴阳已通，其卧立至。黄帝曰：善。此所谓决渎壅塞，经络大通，阴阳和得者也。愿闻其方。伯高曰：其汤方以流水千里以外者八升，扬之万遍，取其清五升，煮之，炊以苇薪火，沸置秫米一升，治半夏五合，徐炊，令竭为一升半，去其滓，饮汁一小杯，日三稍益，以知为度，故其病新发者，复杯则卧，汗出则已矣。久者，三饮而已也。

组成 半夏五合、秫米一升。

功效 燥湿化痰，养胃和中，调和阴阳。

主治 痰湿内阻，胃气不和，引致阴阳失调，夜不得卧。

运用 本方治疗失眠疗效可靠，其中半夏选用之频率最高，因半夏除燥湿和胃之外，并有交通阴阳的作用，余每用于各种安神方中加入该药，以提高效果。

《备急千金要方》（简称《千金方》）之温胆汤即以此方为祖方，治疗胃肠痰浊引致之失眠，近人有用该方加入制南星、麦冬、茯神，治疗120例失眠属于痰湿型者（其中有少部分属于一时性失眠），有效率达80%。

张仲景擅用半夏配伍其他药物治疗多种病证。兹举例如下：

《伤寒论》之半夏泻心汤、小陷胸汤、半夏散及汤、厚朴生姜半夏甘草人参汤、黄连汤、旋覆代赭石汤、黄芩加半夏生姜汤、葛根加半夏汤、竹叶石膏汤、小柴胡汤、苦酒汤、柴胡加龙骨牡蛎汤、大柴胡汤、柴胡加芒硝汤、柴胡桂枝汤、小青龙汤。

《金匮要略》之小半夏汤、大半夏汤、干姜人参半夏丸、瓜蒌薤白半夏汤、越婢加半夏汤、射干麻黄汤、小青龙加石膏汤、鳖甲煎丸、生姜半夏汤、甘遂半夏汤、半夏干姜散、半夏厚朴汤、半夏麻黄丸、小半夏加茯苓汤、厚朴麻黄汤、赤丸方、附子粳米汤、奔豚汤、麦门冬汤、泽泻汤。

（十一）马膏膏法（《黄帝内经·灵枢·经筋篇》）

原文　足阳明之筋，……其病足中指支胫转筋，脚跳坚，伏兔转筋，髀前肿，㿉疝，腹筋急，引缺盆及颊，卒口僻，急者，目不合，热则筋纵，目不开；颊筋有寒，则急引颊移口；有热则筋弛纵，缓不胜收，故僻。治之以马膏，膏其急者，以白酒和桂，以涂其缓者，以桑钩钩之，即以生桑灰置之坎中，高下以坐等，以膏熨急颊，且饮美酒，啖美炙肉，不饮酒者，自强也，为之三拊而已。

组成　马膏、肉桂、白酒、炙肉、桑炭、桑枝。

功效　舒筋络，缓拘急，祛寒邪，益气血。

主治　气血素虚，感受寒邪所致之足膝筋脉痉挛拘急，甚或影响面颊致口眼㖞斜。

运用　马膏在《名医别录》中称马鬐膏，"主生发""治发秃落"。《本草纲目》谓："治面䘌，手足皴粗。"《食疗本草》用于治疗白秃疮："白马脂五两。封疮上，稍稍封之，白秃者发即生。"

（十二）寒痹熨法《黄帝内经·灵枢·寿夭刚柔篇》

原文　寒痹之为病也，留而不去，时痛而皮不仁……黄帝曰：药熨奈何？伯高答曰：用醇酒二十斤，蜀椒一斤，干姜一斤，桂心一斤，凡四种，皆㕮咀，渍酒中，用绵絮一斤，细白布四丈，并内酒中，置酒马矢煴中，盖涂封，勿使泄。五日五夜，出布绵絮，曝干之，干复渍，以尽其汁。每渍必晬其日，乃出干。干，并用滓与绵絮，复布为复巾，长六七尺，为六七巾，则用之生桑炭炙巾，以熨寒痹所刺之处，令热入至于病所，寒复炙巾以熨之，三十遍而止。汗出以巾拭身，亦三十遍而止。起步内中，无见风。每刺必熨，如此病已矣，此所谓内热也。

组成 蜀椒一升，干姜一斤，肉桂一斤，醇酒二十斤。将上述三药浸酒，制成酒剂，外用熨患处。

功效 温阳祛寒，行气止痛。

主治 寒痹。

运用 历代用药熨方法治疗疾病范围不断扩大，而且方法多样，如热熨、冷熨、温熨等，使用药熨时，常配酒、醋及芳香走窜之药以提高疗效。

近人有单用蜀椒炒热布包熨痛处，以散里寒，治脘腹冷痛。

（十三）小金丹《黄帝内经·素问遗篇·刺法论篇》

原文　小金丹方，辰砂二两，水磨雄黄一两，叶子雌黄一两，紫金半两，同入盒中，外固了，地一尺，筑地实，不用炉，不须药制，用火二十斤煅之也。七日终，候冷，七日取，次日出盒子，埋药地中，七日取出，顺日研之三日，炼白沙蜜为丸，如梧桐子大；每日望东吸日华气一口，冰水下一丸，和气咽之，服十粒，无疫干也。

组成　辰砂二两，雄黄、雌黄各一两，紫金五钱。

功效　攻毒杀虫，辟瘟疫。

主治　辟瘟疫。

运用　本方非《黄帝内经》方。周学海《内经评文》说："义浅笔稚，世皆斥其伪矣。"故本方非《黄帝内经》原方，属后人之托。因为疫病一词在《黄帝内经》未提及，仅提到"百病之生也，皆生于风寒暑湿燥火"。直至《肘后备急方》《诸病源候论》的出现，才有疫病的记载，故认为该方成于《肘后备急方》之后。

后世方书虽载有此方，但本方是否确有其效，却没有得到验证。然而其服药避疫的思想是可取的。如古代医案就有采用服药预防的方法，其言"凡遇天行时气，须迟出早入，房中常烧苍术，鼻孔唇吻涂雄黄末。口中嚼大蒜最良"。又谓"闻邻里染疫，宜用贯众置水缸内浸，用此水造饮食，亦能避瘟不染"。

另：清代王维德撰之《外科证治全生集》有小金丹一方，组成、功效、主治均不同于《黄帝内经》之小金丹。兹将该方简述于下：

组成　白胶香、草乌、五灵脂、地龙、木鳖子各1.5两，乳香、没药、当归各7.5钱，麝香3钱，香墨炭1.2钱。

功效　化痰湿，祛瘀通络。

主治　寒湿痰瘀阻于经络所致之流注、痰核、瘰疬、乳癌、贴骨疽等证，初起皮色不变，肿硬作痛。实验研究证明，其能抑制小鼠癌细胞的生长。本方药力峻猛，易伤正气，故清代名医马培之在《马评陶批外科全生集》评曰："实症可用，夹虚者不宜。"

备注：由于古代度量衡制度在各个历史时期有所不同，古今用药分量相差很大，计量单位名称亦不一致。古今医家对古方用量虽做了不少考证，但至今尚未见定论。文中所录古方用量，主要是作为理解古方原方的配伍或组方特点等的参考，在临床应用时，当参考现代的《中国药典》《中华本草》等中药学文献和近现代各家医案所用剂量，并随体质、年龄、地区、气候以及病情等来作出决定。

第三章 梁氏世家验案验方

第一节　世家验案

一、尿毒症并发黄疸病例

梁翰芬精于中医诊断学,擅治疑难病症,亦为近代开明中医,对西医从不排斥,认为中西医各有所长,应互相取长补短。他在编著讲义时,时有引用西医理论加以阐释,临症时亦常参考西医意见。

梁翰芬《尿毒症并发黄疸治验病例》(见《广东中医》1958年第12期)记述,1956年,梁氏已届80高龄,在广州市第二人民医院任中医顾问时会诊一危重病例,时患者腹痛,剧烈呕吐,小便渐少,只十数滴,鼻有血出。无齿龈及皮肤出血,黄疸较深,面部浮肿,且觉腹胀,呼吸不大通畅,有寒战感,病情危重。西医诊断为:急性胆囊炎、胆石症;肝炎;肾炎;充血性衰弱;尿毒症;中华分枝睾吸虫感染。共计6项之多。

梁翰芬通过察色诊脉,详细分析和推敲病情,认为此病首源于肝,肝病引致黄疸症状,脾湿壅压肝气，肝郁化火，反蒸于脾，发为黄疸，本病颇为复杂，心、肝、脾、肾等脏腑皆相继发生病变；至于肾炎及尿毒症，也是由肝郁所致。中医理论认为，肾藏精，主水，纳气，肾为作强之官，肝气郁于肾脏，肾功能受损而致肾炎，肾主管水液代谢的功能则有赖于肾的气化作用，肾炎则排泄失职而致尿毒之症。在治法上首当以疏肝清热为主，后改为补脾泻肾，以使肝气得和，脾气健运，肾气充沛而水道通调，斯为正治。方中用土茵陈为主，以猪苓、泽泻、滑石入肾经或膀胱经以利水湿，兼以山药、甘草益脾以化水，尤用白芍破阴结而播阳和，最后用党参、人参、山药、谷芽等补益肝、脾、肾受损之气，随症加减，辨证施治。患者前后服数十剂，三个月后转危为安，病情稳定出院。

由此例可见，梁翰芬既精于中医诊断学，亦能参考西医意见，但又不囿于西医思路，兼容并包，融汇古今，终成一代名家。

二、六味汤加细辛治夜渴

（原载：何仲贤《梁翰芬医案数则》，《广东中医》1962年第3期第39页）

梁翰芬在广东中医院任职时曾治一男子夜渴症，

该男子体格健硕，精神饱满，毫无病容，但是每天夜半醒来时必口渴难忍，非饮茶五六盅不止，如是者已达两年之久，屡易中西医治疗全无寸效。遂往求诊，梁翰芬诊其六脉平和，断定其并非消渴等病症，乃夜半津气不升所致，遂以六味地黄汤加细辛四分与之，患者看后说曾经服用过类似的方药，并无什么疗效。梁翰芬告诉他，方药虽然近似，但药量增减，均有妙义，不必怀疑。病者从之，果然患者在服药后症状消失了。

何仲贤在《梁翰芬医案数则》按语中说："六味汤加细辛，古书未载"，并引用王孟英有"暑热霍乱转筋之热极似寒，非反佐莫能梁入者，竹叶石膏汤少加细辛"之论，又引杨素园所言："医者能知少加细辛之故，则可以言医矣。"何仲贤评价梁翰芬临证"能变通运用，治愈屡医罔效之奇症，可见其医术精深"。

三、枇杷叶治便闭

（原载：何仲贤《梁翰芬医案数则》，《广东中医》1962年第3期第40页）

一男子便闭半月余，腹部胀痛，中医以大承气汤，及人参治之无功；西医以泻盐、泻油服之兼用灌肠方法亦无效；梁翰芬以大剂枇杷叶、麦冬等药，一剂而便通矣。梁翰芬认为：便闭由于湿热之邪，郁滞中焦，致清不得升，浊难下降，枇杷叶最为有效。

并且引用王孟英谓，"杷叶禀激浊扬清之性，风湿、温热、暑燥之邪在肺者，皆可借以保柔金而肃治节；湿温疫疠秽毒之邪在胃者，可用以澄浊气而廓中州"。同时认为枇杷叶能清肺气而澄胃浊，有升清降浊之功。每遇胃中湿热，阻滞中焦，于对症药中加入枇杷叶，屡收奇效。

四、全身僵硬肝风炽盛案

（原载：梁颂名《梁翰芬医案（一）》，《广东中医》1962年第11期第34页）

梁颂名《梁翰芬医案（一）》记述，刘曹氏，35岁。初感风温，误用辛热，病情日渐加重，几至不起，求诊于梁翰芬，来诊时头颈、手足、腰脊僵硬如柴，颈直不屈，口噤不开，只是双目尚觉耿耿，两手脉均弦数有力。

梁翰芬说："此厥阴病也。厥阴主风，风邪侵入经筋，经筋受风邪所束，故周身僵硬，不能伸屈。"

又引《黄帝内经》所言"诸暴强直,皆属于风"予以说明,梁氏用乌梅丸加羚羊角、竹沥汁,连服两剂,手足略柔,口噤略开,症状有所改善。其后改用羚羊角、丝瓜络、桑椹、黑豆衣、玉竹、麦冬、石斛、天花粉、竹沥,数服而愈。

五、全身僵硬阳明燥热烁筋

(原载:梁颂名《梁翰芬医案(一)》,《广东中医》1962年第11期第34页)

梁颂名整理《梁翰芬医案(一)》记述,患者马某,年19岁。某年4月患病,入中大医院治疗。当时该院外国籍医生见病情凶险,逼其出院。马某之父与之交涉,该院遂准其带中医入院治疗。是夜二更许,其兄驱车来寓所,叩门请诊,梁翰芬即前往诊治。见其头、颈、手、足、腰、脊僵硬如柴,大热灼手,唇口干裂,撬开其口视之,舌干黄燥裂。西医谓为脑脊髓神经炎。梁氏断为阳明燥热,热灼肾液,不能上荫脊髓及诸经筋所致。

梁翰芬用竹叶石膏汤,去半夏加羚羊角、钩藤、竹沥治之,渐次而愈。至第八日,该院医生为检查热清与否,于是探取脑脊液验之,说是热清了。第九日，梁氏到诊时，患者头眩，不能起床。梁翰芬思考病症既已痊愈，何以忽而头眩。后来经过询问知其曾抽取脊液，头即发眩。故再用人参等调治，数日而愈。

六、痉症案二则

（一）痉症案1

（原载：梁颂名《梁翰芬医案（二）》，《广东中医》1963年第2期第35页）

梁颂名整理《梁翰芬医案（二）》记述，梁翰芬之外甥年4岁患角弓反张之症，梁氏用大剂熟地黄、羚羊角、竹沥汁、龙胆草及生石决明等一剂而效。用风引汤加减，加入羚羊角、竹沥汁，亦曾治愈多人。

梁颂名按：经云"诸痉项强，皆属于湿"。同时分析指出，此湿字，世人多作外湿。实际上人身气体滞流而成湿。气属阳，阳气因滞流而郁，郁而生热，热邪蒸灼颈项之液则强，甚则侵入脊髓，脊髓亦被蒸灼而成角弓反张之状，而成为"痉症"。治宜大增液体，以荫灌之。此为治痉之标准也。

（二）痉症案2

（原载：梁颂名《梁翰芬医案（二）》，《广东中医》1963年第2期第35~36页）

梁颂名整理《梁翰芬医案（二）》记述，患者朱某，年4岁。因为泄泻病症误医，缠绵不愈，循至两目频搭，兼以直视，角弓反张，十指交并，消瘦异常，舌色略白，脉沉弦而缓，气息奄奄，病情危重。其父茫然，不知所措，急邀梁翰芬诊治。

梁氏思考此症，病由泄泻始，不过暑湿伤脾，脾伤而肝木乘之，故所见诸症，无一非肝强脾败之候。但是脉弦而缓，弦为肝强之候，缓则胃气尚未消亡。梁翰芬以乌梅丸原方治之，先平其肝气为主，服后看其转变如何，再图治法。

再诊时症状已有较大改善，但仍角弓反张，十指交并，梁氏辨证为肝风已敛，肝络未舒。再以乌梅丸与之。

三诊：背已略平，十指略伸，但是出现口开不合的症状，由夜半至明日中午不合，终夜哽哽，咽不能下。梁氏熟思良久，病证已渐次收效，何以口开如是，认为是痰阻于中，以致滞其开合之机者，再以乌梅丸加法半夏三钱，痰气下而口自开。

四诊：口已开合如常，诸症亦逐渐平复，只是唇舌色淡，其脉尚弦，知其脾阳未复，肝气未平，改用理中汤加龙胆草，连服数天，后再调治半月，始获安全。

梁颂名在按语中谓：痉症的致病原因有很多。如《黄帝内经》记载，"诸痉项强，皆属于湿""诸暴强直，皆属于风"等。《金匮要略》依据《黄帝内经》的理论，对痉症之成因，论之甚详。如"太阳病发汗太多，因致痉""夫风病下之则痉，复发汗必拘急""夫疮家……汗出则痉"等，指出风寒中于太阳，风病误下，疮家汗后，均可以成痉。但痉症生成，总不出乎肝盛津枯范围。如高热使津血枯燥，筋失所养，因而致痉者，宜清热养阴。梁翰芬所诊治上述案一，因于气滞郁湿，湿郁生热而致痉者，用熟地黄、竹沥汁养阴液以柔筋，羚羊角、夏枯草、石决明清肝热以舒筋，热清而筋络得养，而痉自愈。而梁翰芬所诊治案二为肝强脾败之候，故先以乌梅丸治肝，伺肝气稍平，再予理脾汤治之，终获奏效。梁翰芬学术造诣深厚，遵古而不泥古，精于临床，深谙中医辨证施治之要义，于此亦可见一斑。

七、肝风夹相火上攻头摇刺痛案

（原载：梁颂名《梁翰芬医案（二）》，《广东中医》1963年第2期第36页）

梁颂名《梁翰芬医案（二）》记述，患者杨刘氏，53岁。患头摇刺痛病症，时发时止，一日一夜，发作10余次。发作时头摇频不可数，挟持之也不能止，头痛用布包裹之，亦不能耐，且右目小眦红赤如血块。陈某曾以吴茱萸汤与之，头摇略止，但很快又复发，求诊于梁翰芬。

梁翰芬认为，"此厥阴风木夹少阳相火上攻于头。头摇为风，头痛为火，目赤如血块是风火侵入血络，血热不流之表现也。此证病机在于目小眦红赤如血块"。周澄之曰："厥阴火炽，眼必有赤脉。"斯言诚不欺。梁氏继而指出，陈某以吴茱萸汤治之，是温肝之要剂，非肝中风火所宜也。梁翰芬用乌梅丸，寒热互用，以平肝息风为主，并且以归须取代当归，引气入肝络，兼以羚羊角、菊花以靖少阴之火。风静火平，头摇头痛自止。再予以通窍活血，服用数剂后而痊愈。由此案可见，梁翰芬既精于医理，又熟谙药性，故效如桴鼓。

八、梁翰芬治疗月经病的经验

梁翰芬精于临床各科诊治，亦长于妇科，梁氏认为，妇科之要，莫重于调经，月信准则气血充而冲任盛，肾气固则体自康。在月经病治疗方面，梁氏有其独到之处和诊治方法。区泽林《梁翰芬治月经病经验四则》整理梁翰芬治月经病经验，临床总结有肝郁气滞、肝肾阴亏、脾虚肝郁以及寒凝气滞证型。如治疗肝郁气滞型月经病，梁氏认为经欲行而肝不应，肝主疏泄，肝气郁结乃经病之源。如情志不畅，肝失疏泄，肝气横逆，可见胁胀、腹痛等。临床治疗上多以柴胡为主，醋炒以入肝经，以便肝气条达，又佐以海螵蛸、当归调理冲任，延胡索（酒炒）、香附（醋炒）、郁金（醋炒）活血行气，牡丹皮、栀子、黄芩清热，白芍和阴养血，肝气自和，则经行痛止。

治疗肝肾阴亏型月经病，肾阴不足，水不涵木，肝阳偏亢，血海不荣，冲任失调，故经行不畅，或月经量少，在临床治疗上予滋阴平肝汤（经验方）。处方：石决明（先煎）、白芍、当归、生地黄、熟枣仁、熟地黄、麦冬、柏子仁、金铃子（醋炒）、阿胶（烊化）。方中石决明平肝潜阳，白芍、当归、生地黄、熟地黄、麦冬、阿胶补益肝肾、滋阴养血，熟枣仁、柏子仁养心宁神，金铃子行气止痛，以使精血滋生，阴平阳秘，冲任盛则月经自调。

治疗脾虚肝郁型月经病，梁氏认为脾虚肝郁，统藏无权，致阴血不足，冲任虚衰，月经失调。故治宜疏肝健脾，调补冲任。方用舒运调经汤（经验方），处方：党参、白术（土炒）、茯苓、炙甘草、芡实益气健脾以滋化源，当归、白芍养血和阴，延胡索、青皮、香附、砂仁、柴胡、郁金疏肝理气，舒郁散结，使肝气调和，冲任得养，月经自调。

治疗寒凝气滞型月经病，梁氏认为治宜温经散寒，暖宫行滞。方用加减温经汤（经验方）。处方：续断、当归（酒洗）、海螵蛸、延胡索（酒炒）、川芎、蕲艾、法半夏、党参、麦冬、炙甘草、生姜。方中以蕲艾温宫，生姜散寒，海螵蛸引药入冲任，续断补肝肾、调冲任，川芎、延胡索活血行气，法半夏和其阴阳，再佐麦冬滋阴，党参、当归、炙甘草补益气血。

以上梁翰芬医案仅为选录部分，此外尚有何仲贤《梁翰芬医案数则》的"柴雪丹治热入血室""金钱草治砂淋"（刊载于《广东中医》1962年第3期），夏里选编《梁翰芬医案》的"中脘痛案"（刊载于《广东中医》1962年第5期）以及梁颂名《梁翰芬医案（一）》的"痿证案"（刊载于《广东中医》1962年第11期）等，限于篇幅未能尽录。

九、淋证三则

（一）石淋一（肾结石）

患者丁某某，男，55岁。

主诉 右侧腹部疼痛5年。

病史 患者于5年前发现右侧腹部疼痛，近一年在某医院行腹部X线检查，结石体积为0.8厘米×0.5厘米。现右肾区经常隐痛重坠，神疲乏力，尿黄短，舌淡红，苔白，脉沉弦细。右肾区有叩击痛。

中医诊断 石淋（湿热蕴结兼脾胃两虚）。

治法 清热利尿，通淋化石，佐以补益脾肾。

处方 金钱草45克，海金沙30克，滑石30克，石韦30克，瞿麦30克，透骨消30克，牛大力30克，黄芪30克，续断15克，地龙15克，杜仲15克，怀牛膝15克，乌药15克，白术15克，鸡内金12克，琥珀（冲）3克，砂牛末（冲）6克。连服7剂。

二诊 右肾区痛略减，余症同前，以后基本上按上方再服2个月。

三诊 病者告知，服用2个月后，右肾区痛减，精神有所改善，尿量增、色转浅，腹部X线检查，结石体积为0.5厘米×0.3厘米，并通过输尿管的第一节狭窄处，降至相当于第二腰椎横突尖端部位。用原方黄芪、金钱草各增加60克，并加川牛膝、路路通各15克，乘胜追击，嘱连服1个月。

四诊 患者谓服至第27剂后，于一清晨茎中痛，有异物排出感，用力努之，排出如绿豆大小之淡褐色结石，再去医院行腹部X线复查，右侧输尿管结石消失，诸症痊愈。随以参苓白术散为基础方，加入补肾强腰之杜仲、续断以调理脾肾，1个月后追访，已恢复如常人。

按：元代朱丹溪《丹溪心法》云："诸淋所发，皆肾虚而膀胱生热也。"即肾气不足，为湿热所侵，久蕴煎热，尿渣日积月累，则聚为砂石。故治法当以清热利湿、通淋化石为首先考虑者，久病脾肾两虚，又当双补脾肾之法，方中金钱草、海金沙、滑石、石韦、瞿麦、鸡内金、琥珀、砂牛均为清热利尿、通淋化石之品，其中金钱草为通淋化石首选之药。单味大量使用亦有效果，海金沙通淋之力亦大，常配金钱草同用。滑石性滑利，石韦、瞿麦味苦，有降泄之性，三药合用，降泄之力增强。乌药理气之中，长于走下入肾而温肾化气，有助结石之排出，牛大力合杜仲、续断补肾强腰。砂牛形状似虱样，身灰黑色，穴居沙地，味咸气腥，为民间治疗石淋之验药，其功效是软坚化石、通淋利尿。地龙利尿通络、消坚散结，琥珀散结通淋、利尿止血，甘草调和诸药、缓急止痛，诸药合用，能将结石由静变动、由大变小，既能治标，又能治本，共起通淋化石、脾肾双补之效。本案排出的结石与最初腹部X线检查所见结石相比，直径变小，可见本方不仅有排石作用，而且有一定溶石之功。肾结石超过1厘米，治疗较为困难，西医一般认为要手术治疗。本例之结石虽未超过1厘米，但运用中药治疗取得治疗效果，值得进一步研究。

（二）石淋二（肾结石）

患者林某，男，45岁。

主诉 腰痛半年。

病史 由于经常腰痛被确诊为肾结石，结石如花生米大，经中西医结合治疗大半年，结石仍未能排出，主诉有头晕、纳差、腰酸痛，四肢时觉麻木，舌淡红、苔微黄白腻,脉沉弦紧。步行急促则觉心悸。

中医诊断 石淋。

治法 利水通淋,培补正气。

处方 桂枝15克,白芍15克,生龙骨、牡蛎各30克,党参30克,黄芪15克,白术9克,鸡内金9克,甘草9克,生姜、大枣各15克,金钱草、车前草、海金沙各20克,川牛膝、续断、杜仲各15克,皂角刺9克。5剂。

复诊 服药后腰痛时轻时重,精神稍有好转,予上方将川牛膝改为怀牛膝,海金沙改为15克,黄芪加至30克,嘱连服7剂,之后连续复诊3次,均按现方加减,未见剧痛,最后患者再服2剂,突然自觉腰痛剧烈,小便带血,可能是结石位置下移,最后下降至尿道口而排出体积略小于花生米结石,之后嘱服四君子汤(丸)加以善后。

按: 该方以桂枝加龙骨牡蛎汤加味而成,桂枝加龙骨牡蛎汤原出于《金匮要略》,有补虚扶正、调和阴阳、固涩肾精之功,现以此方加减,配合利水通淋药物治疗结石症,有时可获良效。本病的治疗以桂枝加龙骨牡蛎汤为基础,加入利水通淋、补肾活血之品而取效。

（三）热淋

患者杨某，女，32岁。

主诉 尿频、尿急、尿痛5天。

病史 患者数天前尿频，排尿时灼热疼痛，少腹隐痛，尿色黄赤，口苦，腰酸乏力，纳差，一年前有类似症状发作，经过治疗后痊愈。舌质红、苔黄稍腻，脉濡数。

中医诊断 热淋（膀胱湿热型）。

治法 清利湿热，通淋止痛。

处方 黄柏9克，萹蓄9克，瞿麦12克，滑石15克，木通9克，炒栀子9克，车前子15克，蒲公英15克，乌药9克，生甘草6克，金钱草20克。5剂。

复诊 服前药后诸症改善，少腹隐痛消失，舌质红、苔黄稍腻，脉濡略数。宗前方去乌药，加川萆薢15克。5剂。

按：本病由于湿热蕴结下焦，膀胱气化失司，故见尿频、尿急、尿痛。腰为肾之府，湿热及肾，则腰痛拒按，舌脉均为湿热之象，该方以清利湿热、通淋止痛为主，故服前药后诸症改善，宗前方加减以巩固疗效。

十、心系疾病二则

（一）胸痹（冠心病）

患者何某，男，59岁。

主诉 胸闷痛多年。

病史 患者胸闷痛已多年，时觉心悸，神疲乏力，气短，甚则动辄气喘，口干，心烦，西医诊断为冠心病，经中西医治疗，效果不显，兼有风湿病史。舌淡暗、边有齿印，苔薄白，脉沉迟。

中医诊断 胸痹。

治法 活血行气，祛瘀止痛，补益气阴。

处方 葛根20克，丹参15克，郁金9克，石菖蒲9克，赤芍12克，川芎9克，山楂9克，党参15克，麦冬15克，瓜蒌皮12克，五味子9克，薤白9克，白术15克，茯苓15克，炙甘草9克，红花9克，降香9克。7剂。

复诊 服药后，胸闷痛明显减轻，诸症亦有改善，之后复诊4次，均按原方加减，胸闷痛基本消除。

按：冠心病属于中医的胸痹、心痛范畴，临床中阳虚者有之，阴虚者有之，气阴不足或瘀血阻络亦不少见。本病例处方由冠心Ⅱ号方、瓜蒌薤白白酒汤、炙甘草汤以及四君子汤等加减而成，治疗过程中根据病情变化而随证加减，由于切合病机，方证相合，故可收良效。

（二）心动过速性心肌病

患者司徒某，女，7岁，于2019年4月26日求诊于威尔斯亲王医院香港中文大学中西医结合医学研究所。

主诉　心动过速3年。

病史　患者自2016年6月开始无诱因出现心动过速，症见心悸、胸闷、气短，心率每分钟可达280次。2016年6月至2017年12月，每1~2个月发作1次，较难自行缓解，求诊西医后口服西药及注射三磷酸腺苷（ATP）控制，其中，西药主要为降压药，每日服用2次，早晚各1次，控制不良后改成每日3次，早中晚各1次，可控制为一年发作1次。服用西药期间出现副作用，症见头晕及神情默默。自2018年12月1日至2019年4月12日在外求诊中医，并停止服用西药，其间共发作7次，发作后平躺可自行缓解，自述未服用中药前神疲，恶寒，大便3~4日行1次，服用中药后神清，纳可，大便可日行1次，小便常，寐安。患者希望病情得到进一步改善，遂求诊于此。自述若情绪紧张或劳累时心动过速则易发作，症见心悸、胸闷、气短，平均每月发作1~2次，发作时长10~15分钟，平躺休息后可自行缓解，平素神清，体汗多、味臭、色透明，手汗多，纳可，大便日行1次、质软、偶有便溏，小便常，寐安，脉弦细数，舌淡红，舌根苔白腻。

西医诊断 儿童心动过速性心肌病。

中医诊断 心悸，病属气阴两虚证，治以益气养阴，镇静安神。

处方 以生脉散合稳心颗粒加减。黄芪12克，党参12克，麦冬12克，五味子6克，石斛15克，黄精15克，甘松（后下）9克，琥珀粉（冲服）1.5克，三七粉（冲服）3克，丹参12克，珍珠末（冲服）0.3克，龙齿（先煎）15克，牡蛎（先煎）15克，柴胡6克，白芍15克，白术10克，茯苓10克，薏苡仁15克，藿香15克，炙甘草6克。共7剂。

患者前后复诊共17次，服用中药近5个月，皆于原方剂量上稍作加减，健康状态皆佳，前4个月未发作心动过速，第5个月（2019年9月1日及4日）于教堂及学校发作共2次。后因患者父亲与母亲对中医与西医治疗理念各执己见，即父亲认为西医治疗虽然可控制病情一年仅发作1次，但头晕及神情默默等副作用明显；母亲认为中医治疗虽无副作用，但发病次数及疗效仍然不可预计，不同意继续以中医治疗，遂未能继续为患者治疗，甚是遗憾。

按：心动过速性心肌病即长期发作的快速心律失常导致心脏扩大、心功能不全，进而引起心力衰竭的一类继发性心肌病。目前临床医学上对于本病的病因尚不明确。中医古籍无此病名，但结合患者临床表现，应属中医"心悸"病。其发病部位在心，由心神失养或心神受扰而致悸动不安，证型可见心气虚、心阳虚、心血虚、心阴虚、气滞、血瘀、痰凝、水气凌心等证。

患者发病3年，病情反复，久病多虚、多瘀。结合四诊，该患者病症虚实夹杂，其治法应以益气养阴、镇静安神为主，兼以活血化瘀、柔肝缓急。方由生脉散合稳心颗粒加减治疗，生脉散由党参、麦冬、五味子组成，为益气生津、敛阴止汗的基础方，稳心颗粒由党参、黄精、三七、琥珀、甘松组成，具有益气养阴、活血化瘀、定悸复脉的功效，为周玉萍教授创立处方，具有20余年的循证医学研究及临床应用，在治疗心律失常上有着可靠的临床疗效。纵观患者全方，有补气健脾之黄芪、党参，养阴生津之麦冬、石斛，敛阴止汗之五味子，活血化瘀之三七、丹参，镇静安神之琥珀、珍珠末、龙齿、牡蛎，疏肝柔肝之柴胡、白芍，患者舌根苔白腻，再予健脾祛湿之白术、茯苓、薏苡仁，芳香化湿之藿香。

本病为中医临床较少见的疑难杂症，患者虽然在服药期间发作过2次，但从原本每月发作1~2次的频率上来看，服用中药对其病情的控制确有帮助，不能继续跟进并帮助患者更好地治疗疾病，实为遗憾。在此，谨以此病案为诸位遇到本病时提供一些临床思路。

十一、痰喘病

患者丁某某，女，65岁。

主诉 咳嗽气喘多年，反复发作，经中西医治疗未见好转。

病史 患者素体虚弱，多年来咳嗽气喘反复发作，西医诊断为慢性喘息性支气管炎，经服用多种中西药物未见改善，每因饮食劳累或精神因素而诱发，出现咳嗽气促，痰多色白易咯，胸膈满闷，纳差，口干不适，舌淡暗、苔白润，脉沉细。

中医诊断 痰喘（肺肾不足，脾虚湿盛）。

治法 补肺益肾，健脾化湿，止咳祛痰。

处方 紫苏子12克，茯苓15克，麦冬15克，法半夏9克，当归9克，厚朴9克，陈皮6克，蜜炙麻黄6克，百部9克，白术12克，紫菀9克，北杏仁9克，红参6克，肉桂粉（冲）3克，五味子9克，炙甘草6克。共10剂。

二诊 服药后咳喘次数减少，痰量亦减少，但胃纳未见改善，舌象如前，在原方基础上加入鸡内金12克、炒麦芽15克。

三诊 服药后痰咳已减轻很多，胃纳改善，口干已除，在原方基础上减去肉桂，麦冬改为9克，五味子改为6克。共7剂。

四诊 诸症基本痊愈，改用六君子汤善后。

按：患者由于素体虚弱，肺肾不足，脾虚湿盛，痰喘日久，在治疗过程中，根据病情变化而调整药物或药量，由于切合病因病机，故效果良好。为巩固疗效，改用六君子汤健脾化湿以善其后。

十二、晕眩

患者王某，女，65岁。2018年10月31日初诊。

主诉 头晕1月余。

病史 2018年7月患者在加拿大跌倒后，加拿大西医当时检查未发现异常，2018年9月出现晕眩反胃，内地西医检查未发现异常，香港西医认为是耳石证，转介物理治疗师复位未效。现仍晕眩，天旋地转，转变体位加剧，需由家人扶着来就诊。自述容易自汗，反胃，头重，眠差，耳鸣，体倦，晨起双手有僵硬感，胃纳尚可，大便调。舌暗、边有齿痕，苔薄白腻，脉沉弦细数。

中医诊断 晕眩，脾虚挟湿，风痰上扰。

治法 健脾益气，燥湿化痰，息风止眩。

处方 法半夏12克，白术15克，天麻12克，太子参15克，茯神15克，珍珠母20克，煅龙骨20克，石菖蒲10克，丹参15克，枳实12克，陈皮6克，砂仁6克，麦冬12克，五味子6克。共7剂。

二诊 2018年11月7日，药后晕眩改善，睡眠、反胃均有改善，来诊时已不需要家人陪伴，但体位急转变后仍见晕眩，继续以上法，在基础方上加钩藤、石决明以加强平肝息风，嘱再服7剂。

三诊 2018年11月24日，服药后诸证基本痊愈，转变体位不觉晕眩，在服完14剂药之后，曾外出旅游了5天，安然无恙，为巩固效果，在上方基础上适当调整分量，继服7剂。

按：患者体形丰盈，伴有自汗头重之症，结合舌脉，梁教授认为是气虚痰湿，风痰上扰所致。方用半夏白术天麻汤加味，佐以补气养阴，开窍安神，调和气血。首诊后症状已经大幅好转。由于继续坚持治疗了一段时间，病证得以痊愈。在治疗过程中，医师增强患者的信心，亦是很重要的。

十三、顽固性湿疹

患者徐某，男，29岁。2018年9月10日初诊。

主诉 全身出疹2个月。

病史 2018年7月15日双足背泛红，流黄水，瘙痒，少量脱屑。后至颈部、上肢、下肢、前胸、后背、阴部等云片状斑点遍及全身。夜间瘙痒不能眠，身热。曾大便烂，服中药后便成形，但大便转硬，排出不畅。纳可，平素口干。近2天鼻塞流清涕，稍咳，痰白少量。舌暗红，苔薄黄，脉浮稍数。

中医诊断 湿疹。证属湿热内蕴，血热风燥，兼风热咳嗽。

治法 清热祛湿，祛风止痒，凉血活血，兼疏风清热，宣肺止咳。

处方 一号方（草药）。荆芥穗10克，防风10

克，生苍术12克，蒺藜12克，白鲜皮15克，苦参15克，地肤子15克，蝉蜕6克，川牛膝15克，黄柏15克，薏苡仁15克，赤芍15克，土茯苓20克，茜草15克，水牛角丝15克，玄参15克，白花蛇舌草15克。共7剂。

二号方（颗粒）。薄荷6克，甘草6克，桔梗10克，前胡10克，桑叶12克，菊花15克，芦根15克，连翘10克，苦杏仁10克，浙贝母10克。共3剂。

三号方（草药外洗）。荆芥穗60克，共7剂。

嘱：先服二号感冒方，感冒愈后服一号方和外洗三号方。

二诊 2018年10月3日。服二号感冒方后转服一号方，外洗三号方，渗液减，大便较易排出，一天2次软便，仍身痒难眠。9月21日曾就诊西医，服抗生素10天及外涂类固醇药膏3天，疹色红大减，痒减，但仍见新生，此起彼伏，现纳可，上方余3剂。舌暗红、有齿印，苔薄黄，脉弦数。

处方 荆芥穗10克，防风10克，生苍术10克，蒺藜12克，白鲜皮15克，苦参15克，地肤子15克，蝉蜕6克，川牛膝12克，黄柏12克，薏苡仁15克，赤芍12克，土茯苓15克，水牛角丝15克，蛇床子10克，白花蛇舌草10克，共7剂。

三诊 2018年10月10日。疹色较淡,夜间仍痒,右足背见三粒红疹渗液。舌暗红、边有齿印,苔薄黄,脉弦数。

处方 荆芥穗15克,防风15克,生苍术12克,蒺藜15克,白鲜皮15克,苦参15克,地肤子15克,蝉蜕10克,川牛膝15克,黄柏15克,薏苡仁20克,赤芍15克,土茯苓15克,水牛角丝15克,蛇床子12克,白花蛇舌草12克,蒲公英15克,黄芩15克。共14剂。

服药14天后疹色明显变淡,疹块变平,痒已消。遵上方加减继服7天,以固效果。后电话追访,病已痊愈。

按:因为患者患有葡萄糖-6-磷酸脱氢酶缺乏症,部分中药需要慎用。患者首诊以消风散作加减,并辅以凉血祛湿的中药。患者首诊后有外涂西医处方类固醇药,故未能辨识中药之效。二诊及三诊时,梁教授针对患者瘙痒症状,辨证加减药物。

十四、顽固性口腔溃疡

患者欧某,女,47岁,1983年5月10日初诊。

病史 口腔溃烂,咽舌燥痛,反复发作3年多。近2年来症状加重,口腔两侧黏膜呈弥散性溃烂,舌边尖溃疡成片，舌体硬痛、活动不灵，上下唇亦溃烂渗出血水（如涂深红色胭脂样），张口、吞咽均感困难，一年多来仅饮牛奶、葡萄糖水维持生命；大便少，舌质深红，舌苔黄白、厚腻如垢积，脉象弦细略数。香港某医院诊断为病毒性所致的顽固性口腔溃疡。经中西医治疗，先后用过多种抗生素、维生素B_2、醋酸可的松、六神丸、冰硼散等均无效果。

中医诊断　口疮。证属湿热蕴伏，郁结脾胃之证。

治法　清泻脾胃湿热。

处方　石膏（先煎）30克，栀子15克，生甘草10克，黄连6克，牡丹皮12克，苦参12克，防风10克，藿香10克，蒲黄6克。3剂，水煎服。

外治用青黛粉涂于口腔两侧溃烂处。

二诊　5月13日。服药后诸症皆减，舌苔厚腻见化。知药中病，仍宗原法，原方减量。

处方　石膏（先煎）15克，栀子10克，生甘草6克，牡丹皮10克，黄连3克，苦参10克，防风6克，藿香6克，蒲黄6克。3剂，水煎服。外用药同前。

三诊　5月25日。因事不能按时来诊，自连服上方10剂，口腔、舌体溃烂渐愈，舌能转动自如，饮食咽喉不觉疼痛，可进软饭，唇体亦无渗出物，唇色转呈淡红，舌苔薄黄、舌质红，脉弦细。改用清热养阴之法。用增液汤加味，并嘱服六味地黄丸以资巩固。

处方 生地黄15克，玄参12克，麦冬12克，知母10克，石斛12克，牡丹皮10克，连翘10克，白芍15克，生甘草6克。4剂，水煎服。

治愈至今，未见复发。

泻黄散原是宋代钱乙所著《小儿药证直诀》的一首方剂，又名泻脾散。本方有泻脾中伏火之效，由藿香、栀子仁、石膏、甘草、防风五味药组成。原方主治脾热弄舌，现多用于脾胃伏火所致的口疮口臭、烦热易饥、口燥唇干等症。本方治证的病因是脾胃伏火，故方中的药物配伍，除根据"热者寒之"的治疗原则，以石膏、栀子、生甘草清解脾胃炽盛之火邪外，还取"火郁发之"之义，用辛甘微温之防风、藿香直入脾胃，使郁结于脾胃之伏火发泄无余，一鼓而平，这是本方配伍的特点所在。其中石膏、栀子、甘草三者性味辛甘苦寒，辛甘则发散，苦寒则清降，已寓发越于清泻之中，不过辛散之力逊于防风、藿香而已。梁颂名在临床实践中，曾运用本方加味治愈过多例胃热口臭和两例被西医诊断为顽固性口腔炎的患者。这类患者都有舌红，苔黄白、厚腻等属于脾胃火郁湿困之象，这又说明本方对脾胃伏火兼湿困者亦有效果。从方中的栀子性味苦寒能燥湿清热，防风、藿香性味辛温能发散湿邪来分析，于理合拍。以上即为一例典型的顽固性口腔溃疡的介绍。

按：口疮属西医口腔炎之类疾病。中医辨本证一般分实证、虚证两种类型。实证多因脾胃积热，火邪上蒸所致；虚证常以胃阴不足，虚火上炎引起。本例以实证为主，属火郁湿困类型。前医多按常规，纯以清热凉血解毒为用，故不能取效。今改用泻热散湿之法为主，以泻黄散为基础方，加入黄连、苦参以增强原方泻热散湿之力，并加牡丹皮凉血活血。蒲黄一药能止痛止血，为治舌衄、舌肿而用。外用青黛粉直接作用于溃疡面，能更好地起到清热凉血解毒之效。

十五、不育

患者苏某，男，32岁，于2018年5月4日就诊于威尔斯亲王医院香港中文大学中西医结合医学研究所。

主诉 勃起功能障碍伴早泄遗精1年。

病史 患者诉近1年由于精神压力大出现房事时只能勃起5~10分钟，并伴有早泄，影响夫妻性生活。平日亦有遗精，平均1周遗精1次。准备生育1年未果。患者平素神疲，纳可，每周晨勃2～3次，手脚易冰凉，腰部冰冷，大便日行1次，质硬，偶见便血，便血因肛裂引起，小便常，寐安，脉弱，舌红、舌边有齿痕，苔白腻。

中医诊断　男性不育，病属阴阳两虚证。

治法　滋养肾阴，温补肾阳。

处方　右归丸加减。黄芪20克，党参15克，熟地黄15克，山药30克，山茱萸15克，枸杞子15克，怀牛膝15克，菟丝子15克，鹿角霜40克，淫羊藿15克，巴戟天15克，沙苑子15克，女贞子15克，桑螵蛸15克，杜仲15克，续断15克，柴胡12克，白芍15克。共7剂。

嘱咐服用药膳，以沙苑子、枸杞子、韭菜子各30克，鸡子10只，炖服，1周1次。另以吉林参6克炖服，每日1次，10次为1个疗程，每隔1周服用1个疗程。

二诊　反馈晨勃由每周2～3次改善至每日1次，予续服上方21剂。

三诊、四诊　反馈遗精由1周1次改善至2周1次，但出现目赤干涩、口臭，面部及背部少量痤疮，予原方加入绵茵陈20克、夏枯草20克、生地黄15克、沙参20克、麦冬15克，共服14剂。另嘱咐代茶饮：知母10克，黄柏10克，沙参15克，麦冬10克，天花粉10克，石斛10克，布渣叶10克。

五诊 病情平稳，予原方稍作加减，续服中药7剂以巩固疗效。

患者先后求诊近3个月，时隔月余，来信说他夫人已怀孕。

男性不育与肾精不足有关，肾藏精，一是来源于父母的生殖之精，即"先天之精"；二是来源于机体从饮食中摄取的营养成分和脏腑代谢所化生的精微物质，即"后天之精"的不断培育和充养。故本病的治法应以温补肾阳，填精益髓为主，兼以补气健脾。

肾为水火之脏，有肾阴和肾阳之分。根据本病所表现的症状，以肾阳亏虚为主，故治法在补益肾精的基础上重点补益肾阳。方中以右归丸加减治疗，即减去附子、肉桂、当归，以鹿角霜易鹿角胶，加入补气健脾之黄芪、党参，补肾壮阳之淫羊藿、巴戟天，补肾固精之沙苑子、女贞子、桑螵蛸，补肾强腰之续断，疏肝解郁之柴胡、白芍。

由于该方温阳之力较强，服上方过程中出现目赤干涩、口臭，面部及背部少量痤疮，又加入绵茵陈、夏枯草以清泻肝热，生地黄、沙参、麦冬以养阴生津，先后服用近50剂，性功能基本恢复正常，时隔月余,来信说他夫人已怀孕,并于2019年诞下一女婴。

十六、耳鸣

患者石某某,男,39岁。

主诉 双耳耳鸣15天。

病史 患者因工作关系与人争吵,暴怒后半小时出现双耳鸣,鸣如潮声,听力正常,西医诊断为"双耳神经性耳鸣",经服西药后未效。现主诉耳鸣如闻潮声,时轻时重,口苦咽干,夜寐不安,胁痛,便秘尿黄,舌暗红、苔黄,脉弦数。

中医诊断 耳鸣(肝火上扰型)。

治法 清泄肝火,开郁通窍。

处方 龙胆泻肝汤加味。龙胆草15克,栀子9克,生地黄15克,车前子9克,当归9克,黄芩9克,木通9克,泽泻9克,柴胡9克,大黄9克,石膏30克,石菖蒲9克,香附9克,葛根12克,赤芍9克,远志9克。共3剂。

复诊 服药后耳鸣略有减轻,其他症状均有改善,大便恢复正常,故上方去大黄,按原方继续服用5剂,症瘥。

按:患者平素急躁易怒,是某次与人争吵暴怒引发耳鸣,乃因怒伤肝气,引发肝火上升,犯于清窍,故耳鸣。肝胆互为表里，肝胆有热，故口苦咽干。火扰心神，故夜寐不安。肝气郁结，故见胁痛。舌脉二象均为肝胆火盛之象，龙胆泻肝汤有清泄肝火之功，配以石膏加清热泻火功效，赤芍则加强凉血活血之力，大黄苦寒泻下，石菖蒲开窍化湿，诚如《伤寒论》所言"观其脉证，知犯何逆，随证治之"，方证相合，诸症悉除，双耳听力恢复正常。脉证合参，辨证论治，也体现了中医临床思维的特色。

十七、痹症

患者李某，女，67岁。

主诉 反复膝关节及左足后跟酸痛7个月。

病史 近7个月来双膝关节及左足后跟酸痛反复，痛处局限，关节屈伸不利，膝关节皮色不红不肿，触之不热。夜寐欠佳，偶有睡后易醒。胃纳正常，口不苦，口渴不多饮，二便正常。舌质淡红、苔白腻，脉弦细滑，尺脉沉。

中医诊断 痹症，证属肝肾不足，湿阻络脉。

处方 桑寄生6钱，千斤拔6钱，茯苓6钱，桑枝5钱，薏苡仁5钱，石楠藤5钱，海风藤5钱，怀牛膝5钱，杜仲5钱，蚕沙5钱，伸筋草4钱，白芍4钱，木瓜

3钱，独活3钱，柏子仁3钱，合欢花3钱，川芎2钱，当归2钱，苍术2钱，佩兰2钱，甘草2钱。配合针刺治疗，取穴处方：血海（双）、阴陵泉（双）、阳陵泉（双）、上巨虚（双）、曲泉（双）、昆仑（左）、照海（左）。

二诊 患者诉服药4天后膝关节酸痛减轻，仍有左足后跟酸痛，夜寐欠佳，其余诸症有改善，舌淡红、苔白腻，脉弦细滑，尺脉沉。上方去蚕沙，加千年健、路路通各3钱，再服5剂后膝关节及左足后跟酸痛有改善，夜寐亦有改善。继续辅以针刺治疗。

三诊 患者病情好转，膝关节酸痛明显改善，左足后跟酸痛减轻，纳、寐佳，二便正常。舌质淡红、苔白腻，脉弦细，尺脉略沉。原方去柏子仁、合欢花，加续断、狗脊各3钱，以巩固疗效。其后随访，膝关节酸痛基本好转，左足后跟酸痛亦有明显改善。

按：痹症以机体关节、肌肉、筋骨等部分酸痛或麻木重着、屈伸不利，甚或关节肿胀灼热等为主要临床表现。痹症最早见于《黄帝内经·素问》设有"痹论"专篇，提出其病因以风、寒、湿邪为主，并根据病邪致病特点分为行痹、痛痹和着痹。《黄帝内经·素问·痹论篇》指出："五脏皆有所合，病久而不去者，内舍于其合也，故骨痹不已，复感于邪，内舍于肾；筋痹不已，复感于邪，内舍于肝；脉痹不已，复感于邪，内舍于心；肌痹不已，复感于邪，内舍于脾；皮痹不已，复感于邪，内舍于肺。"患者的症状和体征属于痹症范畴，痛势较甚，痛有定处，或遇寒加重，寒气胜者，故为痛痹。口渴不多饮，多见于湿阻或瘀阻，综合四诊分析，中医辨证为肝肾不足，湿阻络脉。

方中桑寄生、千斤拔、千年健祛风湿、强筋骨，怀牛膝、杜仲、续断补肝肾、强筋骨，桑枝祛风通络，茯苓、薏苡仁渗湿，苍术、佩兰化湿，白芍养血缓急，当归、川芎补血活血，独活入肝、膀胱经，疏风蠲痹以驱邪外出，柏子仁、合欢花甘平安神，蚕沙祛风湿、和中降浊，木瓜舒筋活络、除湿和中，石楠藤、伸筋草、海风藤祛风湿、散寒、舒筋活络，路路通祛风通络，狗脊祛风湿、补肝肾，甘草调和诸药。诸药共奏补肝肾、祛风湿、舒筋活络之效。由针药切机，近期效果良好。

十八、腰痛

患者许某，女，63岁。体形较为肥胖，平素较为喜食膏粱厚味。

主诉 近1周来腰部两侧酸痛沉重，俯仰不利。

病史 患者诉偶有右侧肩颈肌肉酸楚麻木，以及左下肢酸楚。手心微热，胃纳尚可，口微苦，口渴不多饮，夜寐欠佳，偶有入睡不易或睡后易醒，大便正常，小便短赤。舌质偏红、苔腻微黄，舌下络脉淡紫，脉濡数。

中医诊断 腰痛，证属湿热郁结，痹阻经络。

处方 桑枝6钱，薏苡仁6钱，茯苓6钱，络石藤5钱，桑寄生5钱，宽筋藤5钱，怀牛膝5钱，豨莶草5钱，麦冬5钱，海桐皮5钱，防己3钱，秦艽3钱，黄柏3钱，独活3钱，柏子仁3钱，合欢花3钱，苍术2钱，佩兰2钱，甘草2钱。

复诊 患者诉服药3天后腰痛减轻，腰部活动以及夜寐质量有改善，原方去独活，加泽泻、路路通各3钱，继服5剂，嘱其避免受凉及坐卧湿冷之地。随访近半年，腰痛已有明显改善。

按：腰痛是指以腰部的两侧或一侧疼痛为主要症状的病症。腰痛一症，古代文献有不少论述，如《黄帝内经·素问·脉要精微论篇》记述："腰者，肾之府，转摇不能，肾将惫矣。"《诸病源候论》和《圣济总录》则认为腰痛与少阴阳虚、风寒着腰、劳役伤肾、坠堕险地伤腰以及寝卧湿地有关。腰为肾之府，外感内伤皆可引致腰痛。患者体形较为肥胖，平素较为喜食膏粱厚味，易蕴湿热，5月中旬天气转热，久则湿热蕴结，壅滞脉络，痹着腰部从而致病。

方中桑枝祛风通络又利关节，桑寄生、怀牛膝补肝肾、强筋骨，薏苡仁、茯苓利水渗湿，苍术、佩兰化湿，佐以独活入肝、膀胱经疏风蠲痹以驱邪外出，柏子仁、合欢花甘平安神，麦冬清心除烦，黄柏清热燥湿，泽泻利水渗湿、泄热，络石藤、防己、海桐皮、秦艽、宽筋藤、豨莶草祛风湿、清热，路路通加强祛风通络作用，甘草调和诸药。根据其症状和体征，审证求因，辨证论治，诸药共奏化湿清热、舒筋活络之效。

十九、治疗泄泻的经验

包括急慢性肠炎、肠道易激综合征、肠结核、吸收不良综合征等病。

（1）基础方：参苓白术散。

（2）理论依据：泄泻产生的病邪主要责之于湿，病位主要责之于脾（包括大肠、小肠）。盖脾主运化升清，喜燥恶湿，不论外湿困脾，或是脾虚生湿，均可导致脾失健运，升降失司，水液代谢失常，此则小肠无从分清泌浊，大肠无法传导变化，水湿清浊不分，混杂而下，遂成泄泻。故湿为泄泻的主要病因，脾虚湿盛是发病关键。

（3）治法：益气健脾，祛湿止泻。

（4）个人临床运用观点：泄泻除脾虚夹湿所致外，其他脏腑影响到脾之运化，亦可致泻，故需要随证加减：

日久不愈——加石榴皮、煨诃子、煨肉豆蔻等涩肠止泻。

气虚明显——加黄芪、五指毛桃以益气补脾。

腹痛明显——加白芍、木香、延胡索等以理气缓急止痛。

情志不遂——合四逆散、痛泻要方以疏肝解郁。

寒湿偏重——加藿香、白豆蔻，或胃苓汤以温中祛湿。

日久中气下陷——加黄芪、升麻，或合补中益气汤以益气升阳。

日久脾肾两虚——合四神丸，或补骨脂、肉豆蔻以温补脾肾。

湿热未清，肛门灼热感——合葛根芩连汤、金银花以清利大肠湿热。

便中带血——加白及、地榆，或仙鹤草、棕榈炭收敛止血。

二十、治疗胃病的经验

包括急慢性胃炎、萎缩性胃炎、消化性胃溃疡、胃神经官能症等病。

（1）基础方：加味香苏散（紫苏梗、佛手、香橼、枳壳、陈皮、香附、石斛）。

（2）理论依据：胃痛一病是由外感邪气、内伤饮食、情志不遂、脏腑功能失调等导致气机郁滞、胃失所养，以上腹胃脘部近歧骨处疼痛为主症的一种病证。

（3）治法：理气止痛。

（4）个人临床运用观点：胃是本病的主要病变脏腑。发生胃痛的病因初期除胃本脏腑气机郁滞，病变脏腑单一之外，久则常涉及多个脏腑，故需要随证加减：

肝郁犯胃——合柴胡疏肝散，或加柴胡、白芍、郁金以疏肝解郁。

湿热中阻——合温胆汤，或加蒲公英、栀子以清泄湿热。

兼有血瘀——合丹参饮、金铃子散，或加三七、乳香以活血祛瘀。合一贯煎、芍药甘草汤，或益胃汤；萎缩性胃炎加山楂、乌梅以养阴生津。

胃阴亏虚——建中汤以补中散寒；寒甚，合良附丸以散寒止痛；气虚下陷，下腹坠胀，甚或脱肛、胃下垂，合补中益气汤以益气升阳。

食滞饱胀——合保和丸，或加山楂、麦芽、鸡内金以消食和胃。

二十一、治疗肝炎的经验

肝炎的症状是以胁痛为主，故属中医胁痛范畴进行辨证治疗。

张仲景《金匮要略》指出："见肝之病，知肝传脾，当先实脾。"这段文字说明了治疗肝病的原则，即治疗肝病之时当先实脾。梁颂名个人学术观点认为"实脾"有补脾和运脾两层意思：盖肝病不论哪个证型都有食欲不振、纳差的症状，说明肝病之人脾主运化（即消化食物）的能力较差，所以主张先用消化导滞药，帮助恢复脾主运化吸收的功能，如山楂、谷芽、麦芽、莱菔子、鸡内金等消食药,有助肝病的恢复痊愈;如过早使用偏于以补益为主之人参、黄芪、山药、炙甘草,反而影响脾主运化吸收,待患者消化力增强,胃纳增加,然后配以人参、黄芪补益,效果会更好。梁颂名根据这一原则,研发了一首经方,名"龙子方",用于治疗湿热蕴结型肝炎,收到较好的效果。该方是以龙胆泻肝汤加减组成的,药物有龙胆草、黄芩、栀子、车前子、贯众、山楂等,该方在临床试验过程中,发现有部分抗原阳性转阴。

附录一　梁翰芬年谱

1876年（清光绪二年）

梁翰芬出生于广东省广州市白云区。清末监生（一说贡生）出身，熟读儒家经典《论语》《孟子》《中庸》《大学》等，初以教学为生。后因被同乡中医治病救人精神感动，立志于中医药学。早年拜儒医杨某先生学医，由于古文基础扎实，以儒习医，悟性甚高，攻读中医典籍过目不忘。

1899年（清光绪二十五年）

广州城西方便医院（现广州市第一人民医院）于1899年创办，原名"城西方便所"，于1901年更名为城西方便医院。1948年再更名为广州方便医院。《岭南医学史（中）》记载："黄花岗广州起义七十二烈士尸骨即由该院收殓。"梁翰芬在清末参加粤省医师考试被录取为第一名，即受聘于广州城西方便医院任职医师，该院原是慈善机构，业务范围主要是赠医施药，救赈患者。梁氏运用中医药救活和治愈了许多待收入殓之危重患者，由是声名大噪。求治者络绎不绝，求学者接踵而至。其后于广州浆栏路开设中医诊所，后又迁至龙津路执业行医、教学授徒。

1924年（民国十三年）

广东中医药专门学校创立，该校是中国近代最早筹设的中医学校之一。梁翰芬自1924年开始在广东中医药专门学校任职。梁翰芬任诊断学等课程教师。

1926年（民国十五年）

据《广东中医药专门学校校史》记载："由于建设医院款项一直未能筹足，为教学计，学校于1926年首先在校内开办了赠医处。"赠医处初期仅限内科，由该校教员梁翰芬等任主席。早期带教有多名教员，后来统一由梁翰芬负责，并受聘为赠医处主任。

1926年（民国十五年）

广东中医药专门学校创办学术期刊《中医杂志》。梁翰芬先后于《中医杂志》（1926年第1期、1927年第5期及1928年第6期）发表《根六草堂医案》。

1926年（民国十五年）

《中医杂志》（1926年第4期、第5期）先后收载《本校赠诊所医草·梁翰芬先生订方》。

1928年（民国十七年）

梁翰芬任广州知用中学校医，医务事宜见诸《知用校报》。《知用校报》：第9号（1928年12月3日），梁翰芬先生诊症时间。《知用校报》：第16号（1929年3月11日），校医梁翰芬先生来校。《知用校报》：第103号（1931年4月6日），校医梁翰芬先生到校诊症时间。

同年，在《中医杂志》（1928年第6期）发表《脏腑标本药式序》及《论络病》。

1929年（民国十八年）

梁翰芬在《杏林医学月报》（1929年第1期）发表医案医论《单腹胀证治论》。

1929年（民国十八年）

梁翰芬编撰《诊断学讲义》，广东中医药专门学校铅印本。

1929年（民国十八年）

梁翰芬编撰《眼科学讲义》，广东中医药专门学校铅印本。另外，梁翰芬编撰《疗治学讲义》，线装铅印本（现藏于广州中医药大学图书馆），刊印年份未注明。

1929年（民国十八年）

时逢南京国民政府卫生部通过反中医的提案，新闻界称为"废止中医案"，中医救亡运动在全国展开，广东中医药专门学校陈任枚、梁翰芬等代表广东方面前往上海参加3月17日的全国医药团体代表大会，梁翰芬与校长陈任枚等为争取中医合法地位进行了不懈抗争，广东中医药专门学校在抗争"废除中医药"的运动中发挥了积极作用。

1931年（民国二十年）

广东中医药界梁翰芬与陈任枚、管季耀、卢朋著等被聘为中央国医馆发起人，中央国医馆是全国性的中医药学术机构，中央国医馆成立大会于1931年3月17日在南京召开。梁翰芬与陈任枚、管季耀、梁湘岩、卢朋著、冯瑞鎏、陈道恒7人作为广东代表参加了3月17日召开的中央国医馆成立大会。

1931年（民国二十年）

梁翰芬在《杏林医学月报》（1931年第28期）发表医论《侯氏黑散矾石填塞空窍辩》。

1934年（民国二十三年春季）

广州汉兴国医学校创办。广州汉兴国医学校简称汉兴医校，为广东近代有名的中医学校之一。梁翰芬曾担任该校教员，学校先后几次迁址，1949年后迁到广州市大同路，梁翰芬代理校长。

1935年（民国二十四年）

广东保元中医专科学校创立，校长为王道、梁翰芬。第二次世界大战期间学校曾迁至香港湾仔，太平洋战争爆发（1941年12月）后停办。

1956年9月

广州中医学院创办，《广东中医》中医药学术杂志创刊。梁翰芬任广州中医学院内科教研组教师、研究室主任，广州市第二届政协委员等职。

1958年

梁翰芬在《广东中医》（1958年第12期）发表医案《尿毒症并发黄疸治验病例》。

1960年

梁翰芬在《广东中医》（1960年第3期）发表医论医话《婴儿病诊指纹之研究》。

1960年

梁翰芬临床经验献方"化癍方"，收载于《广州中医学院教职工献方特辑》（广州中医学院编）。

1960年

梁翰芬仙逝，享年84岁。

附录二　梁颂名教授部分手稿

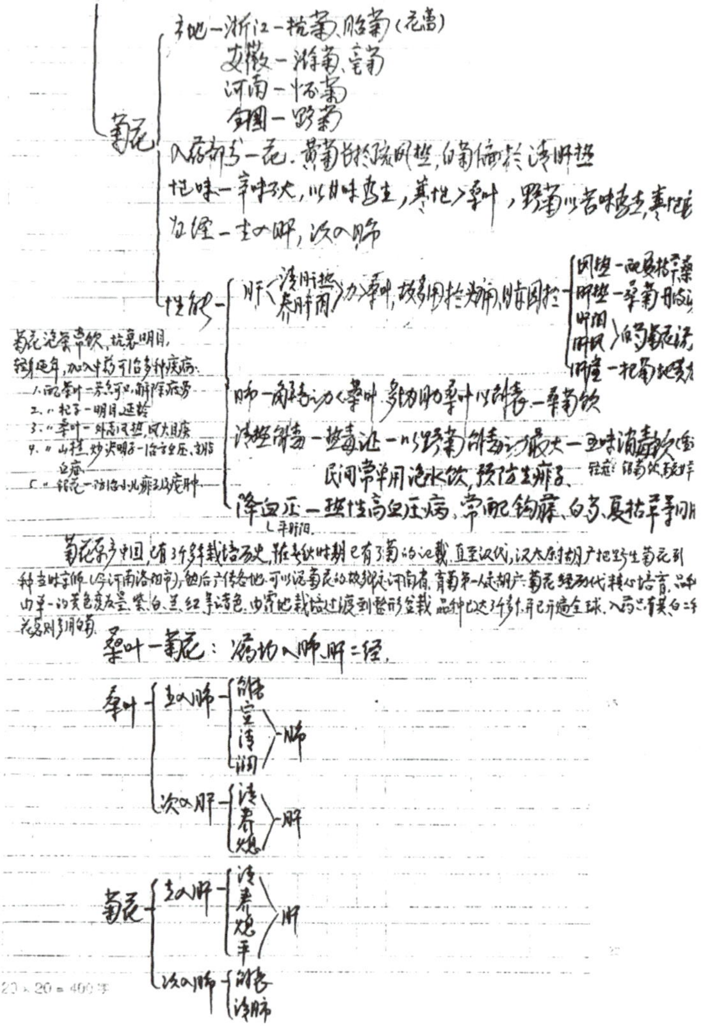
菊花
产地—浙江—杭菊、胎菊（花蕾）
安徽—滁菊、亳菊
河南—怀菊
全国—野菊
入药部分—花。黄菊长于疏风热，白菊偏于清肝热
性味—辛味不大，以甘味为主，其性＞桑叶，野菊以苦味为主，寒性
归经—主入肝，次入肺
性能—
肝〈清肝热 养肝阴〉力＞桑叶，故多用于头痛、目疾因于—
风热—配夏枯草、桑
肝热—桑菊、明决
肝阴 肝肾〉白菊花、枸
肝虚—杞菊地黄
肺—解表之力＜桑叶，多协助桑叶以解表—桑菊饮
清热解毒—故毒证—以野菊解毒之力最大—五味消毒饮
注：银菊饮、疏
民间常单用泡水饮，预防生痱子。
降血压—热性高血压病，常配钩藤、白芍、夏枯草等同用
└平肝阳。
菊花泡茶常饮，抗衰明目，轻身延年，加入中药可治多种疾病：
1.配桑叶—劳累可以解除疲劳
2.〃杞子—明目延龄
3.〃桑叶—外感风热，风火目疾
4.〃山楂、炒决明子—治高血压、高脂血症
5.〃银花—防治小儿痱子及疮肿
菊花原产中国，有3000多年栽培历史，在春秋时期已有了菊的记载，直至汉代，汉太尉胡广把野生菊花引种至京师（今河南洛阳市），然后广传各地。可以说菊花的故乡是河南省，育菊第一人是胡广。菊花经历代精心培育，品种由单一的黄色变成紫、白、兰、红等诸色，由露地栽培过渡到盆形盆栽，品种已达3000多个，并已开遍全球。入药只有黄、白二种花，多则多用白菊。
桑叶—菊花：均入肺、肝二经。
桑叶—主入肺—解表 宣 清 润—肺
次入肝—清 养 熄—肝
菊花—主入肝—清 养 熄 平—肝
次入肺—解表 清肺
20×20=400字

防己黄芪汤

1. 《金匮·痉湿暍病脉证治第二》收载
2. 本方用于治疗湿病中之外湿表虚证，根据其意又可治风湿表虚证
   风湿在表 ｛ 风—肌肤 / 湿—肌里 ｝ 祛风除湿—防己、白术（健脾）

   表郁不固—汗出恶风—益气固表：黄芪、白术，调和营卫：生姜、大枣
3. 本方适用于治疗脾病因外感诱发而见关节疼痛、畏风、自汗，可用本方合桂枝汤加苡仁、姜黄等，治疗湿痹
4. 另外，本方又收载于《金匮·水气病脉证治第十四》
5. 《金匮》将水气病分风水、皮水、正水、石水、黄汗5种类型
6. 本方用于治疗风水表虚证
   表虚不固—汗出恶风—益气固表：黄芪、白术，调和营卫：生姜、大枣
   复感外邪肺失宣通，停水外溢—祛风宣肺，利湿消肿—祛风利湿：防己、生姜
7. 本方用于治疗急性肾小球肾炎而病程迁延日久，出现之黄虚证、全身浮肿、汗出恶风身重脾胃两虚现象，可托本方加以渗湿之品如苡仁、泽泻、猪苓等。本方可用作慢性肾炎长期服用，因本方具收敛、益气利水功效佳。

防己茯苓汤

1. 《金匮·水气病脉证治第十四》收载
2. 本方用于治疗皮水脾虚证

   脾虚失之 ｛ 水湿停滞，外溢肌肤，身体浮肿，四肢肿盛，肌肤轻按凹陷，为内经所谓溢阴则水：防己、茯苓、桂枝、黄芪 / 动气惊，饮不可消—益气健脾：黄芪、甘草 ｝
3. 本方有用于慢性肾炎，出现全身性浮肿，以四肢浮肿等属于阴不通，水气壅塞内阻者
4. 本方防己、黄芪各三两，茯苓六两，故本方治乃肌肤水气特重，其祛除水气功甚强。

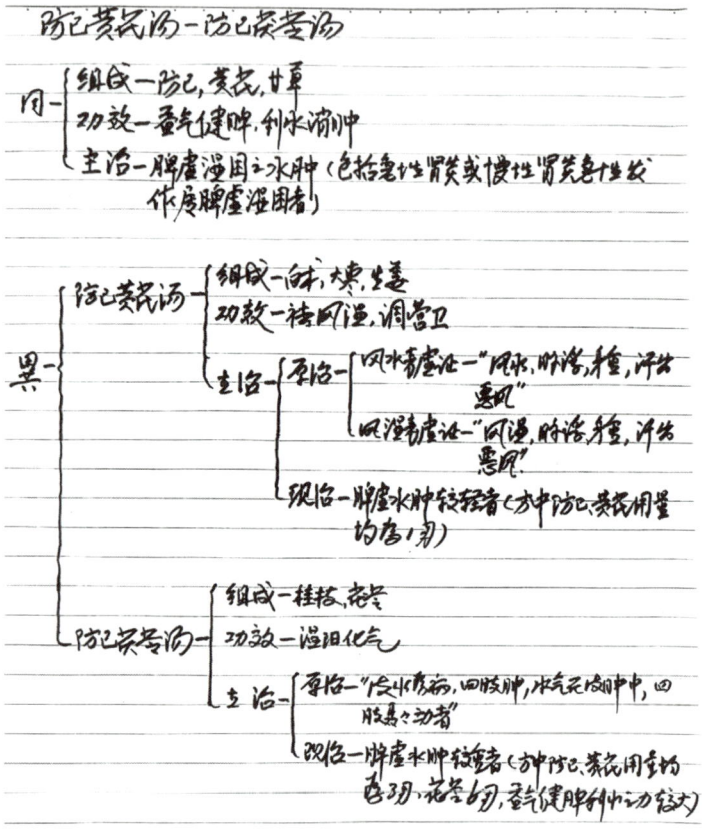

越婢汤
- 原文—"风水恶风，一身悉肿，脉浮而渴，续自汗出，无大热"
- 组成—麻黄6两 石膏半斤 生姜3两 大枣15枚 甘草2两
- 功效—发越水气，清解郁热
- 主治—风水挟热
- 分析—风邪袭表风，内郁蕴热
  - 一身水肿—肺失宣通，停水外溢，水盈风激，故水溢周身
  - 口渴发热—内有郁热，或风郁化热耗液（原文言"引渴"—汗发致津液大伤之故）
  - 汗出无大热—《金匮要解》："荣郁作热，热甚于内，风泄于外，是以汗出而泄之速，故无大热"

方解—麻黄、生姜：发越水气，宣畅水湿
     石膏：清解郁热（石膏治独证不是渴，四者发而效皮明之）
     姜枣：调和营卫（促郁走而引之出，健脾气水力增）

近代多用于急性肾炎，或慢性肾炎急性发作

麻黄连轺赤小豆汤
- 原文—"伤寒瘀热在里，身必黄"
- 组成—麻黄2两 连轺2两 赤小豆一升 杏仁40个 生梓白皮一升
       生姜2两 甘草2两 大枣12枚
- 功效—解表散邪，清利湿热
- 主治—阳黄兼表证
- 分析—表证—恶寒、发热、无汗
       黄疸—湿热郁结于里，熏蒸肝胆，胆汁外溢
- 方解—麻黄、杏仁、生姜：辛散表邪，宣发郁热（促湿热外泄之路）
       连轺（以连翘代）、赤小豆、梓白皮（以桑白皮代）：渗泄利湿
       甘草、大枣—调和脾胃
                                    湿热从下而解

近代常用于急性黄疸、急性肾炎以及荨麻疹

肾炎属于中医学"水肿"范畴。

所谓水肿，是指组织间隙中水液潴留而引起全身性浮肿。临床上水肿主要分成以下几种：

一、心脏性水肿——是由于右心功能衰弱，大循环的静脉郁血，使静脉压升高，毛细血管内的液体压力升高，结果产生水肿，同时肾血流量减少，体液及电解质的调节受到影响，水份的排泄则滞慢，潴留在体内，也是产生水肿的原因之一。

心性水肿多是逐渐发生，先现于脚部，然后逐渐向上转延，水肿比较坚实，并伴有心功能不全的其它表现，如心脏扩大，颈静脉怒张等。

二、肝脏性水肿——是由于肝硬化，肝内再生结节性肿瘤引起的静脉压力抬高，血管内的部份液体经腹腔器的小血管漏到腹腔内，形成腹水，同时也可由于血浆内白蛋白过低，内分泌紊乱以及水、钠的代谢失调而引起腹水和下肢浮肿。

三、脚气病——是缺乏维生素B1所致，多表现为下肢，心脏及全身，伴有双脚软弱无力，麻痹，说查麦。

四、其它——如贫血、钩虫病、亚极山病、过敏性反应或内分泌病的可引起水肿和腹水。

五、肾脏性水肿——多是急性和慢性两种。

肾性水肿多是迅速发生，先现于眼睑、颜面，后遍及全身，水肿软而易移动，并伴有肾脏病的其它症状为主，血尿，血压法高等。

1. 急性肾炎——又称急性肾小球性肾炎，是属于一种免疫变态性疾病，包括肾脏及全毛细血管，特别是肾脏病更明显，患者大多数儿童及30岁以下为多，男性多于女性；约2:1，本病愈后良好。

病因——85%的患者在发病前曾患过链球菌引起的上呼吸道感染，在感染后2-4周发病。但以前也不能从肾组织及尿中找到细菌，说明急性肾炎不是细菌的直接作用，可能是由于细菌感染产生的抗体或过敏性因素，作用于植物神经系统和主管神经机能引起的一种神经血管过敏性反应，使全毛细血管和肾脏毛细血管发生收缩痉挛和血管壁渗透性增加，因而引起水肿、高血压和尿液异常的临床表现。

临床表现——起病可急可缓，轻重也很不一致，轻者无自觉症状，检查小便才被发现，严重病例一起病已出现并发症。与病的典型患者常有下列表现：

1). 水肿——最早出现于眼睑部，大多数早晨起床时较明显，伴有色苍白消瘦为肾炎的表现，以后下肢也出现水肿，按下去凹陷，严重病例是全身水肿。

2). 高血压——一般患者有轻度血压抬高，也有些不升高，一般发现中等度血压抬高，后期可不可靠，首发在而迅速的血压抬高时，可产生心脏及脑部的并发症，如头痛，脑水肿。

3). 尿的改变——常出现血尿、少尿，且有尿及管型尿。

4). 其它表现——多少病例有腹胀，头痛，疲乏，食欲不振，恶心呕吐，咳嗽，腹痛等。

诊断：

1). 病史和症状——发病时有感染史，如扁桃体变，咽峡炎，或皮肤感染，发病有水肿、尿色及沉渣。

3)实验室检查——尿呈茶色，比重常在1.022~1.032之间，蛋白定性试验呈阳性反应，镜检可见大量红细胞，各种管型，白细胞亦可增加。

预防和调摄——

1. 避免湿冷及致病感染，因寒湿冷和感染是诱发本病的主要原因。寒冷还能使血管收缩而加重肾脏负担，所以患者应处于温暖的环境中。

2. 卧床休息：应卧床至临床表现完全消失为止。

3. 饮食应当限制钠盐的摄入量，也应当限制蛋白剂的摄入量。

草药治疗——

珍珠草 每次1~2两，每日三次。

├ 别名——叶下珠

├ 形态——一年生草本植物，果实沿形似珠，住于叶下。

├ 性味——微苦，甘，微凉

├ 功能 ┬ 消肿利尿：肾炎水肿偏于湿热者，本品可与毛地黄、玉米须、石苇等同用；

│　　　├ 以治泌尿系结石（特别是石淋属于湿热者）可配金钱草、海金沙、车前草等同用

│　　　└ 急性肠炎泄泻（肠胃湿热者）可配银花同用

├ 消炎明目：所患目赤眼痛，可以决明子、杞子、菊花、夏枯草同用

└ 近有用于挖性高血压（肝阳上亢型）及急性肝炎。

└ 用量——一般用5钱~1两，水肿可用至2~3两。

2、慢性肾炎——又称慢性弥漫性肾小球肾炎，亦是属于一种变态反应性疾病。中医认为主要因脾肾阳虚所致，因脾虚不能制水，肾虚了的水份，水湿蓄聚，经络壅塞，水渗皮肤而成面水肿。

<u>病因</u>——多由急性肾炎未治愈发展而来，但也有一部分病人急性肾炎症状不明显或缺如，慢性病灶存在为慢性隐性肾炎，中肾炎等，都演变而成为慢性肾炎。多见于成年人。

1) <u>病表现</u>——主要临床表现有贫血、蛋白尿及管型尿，有时伴有轻度水肿、高血压及血尿等症状。但临床表现极不一致，一般表现有下列四方面：

1) 水肿——水肿常反复发现，初起于眼睑及足部，晨间较明显，继后逐渐至全身。病人乏力，四肢无力，面色苍白，头晕心悸，气短，食欲不振，疾病发展至晚期，肾功能衰竭。

2) 高血压——是常见之症状，早期舒张压上升，160/110MMHg左右，晚期血压持续性增高，且极为波动，此时患者有头痛头晕，左心肥大等表现，病程将持续数年，最后可产生心衰或尿毒症。

3) 尿变化——血尿：常见于急性发作时，晚期肾小球萎缩，血尿消失。
蛋白尿：在早期存在，肾萎缩晚期，晚期可减少，但极少消失。
管型尿：可见有透明、粒状、以及细胞等管型。

4) 肾功能减退——早期及肾变性期，肾功能尚正常，代偿期肾小管吸收功能减退，浓缩机能不足而引起多尿、夜尿等，近晚期即出现残余废滞留，最后形成尿毒症。

<u>临床分型</u>——

1、隐匿型——是在急性肾炎之后，肾炎症状已消失，仅在反复尿检查中发现微量蛋白，有时有少量红血球而已。此种状态可隐伏数年，最后转入肾功能不全。

2、肾变性型——变常见之一型，主要是大量蛋白尿，血浆蛋白明显降低，引起显著水肿及胸腹腔积液等症，且易合并化脓性感染。

3、高血压型——亦型常见，主要表现为波动不很的高血压及其所引起的头痛头晕、视力减退，左心劳损等症状。

4、肾功能不全——主要肾功能减退及伴有高血压，水肿不明显。

<u>诊断</u>——根据过去有急性肾炎病史和慢性肾炎各型鉴别，以及尿常规检查，诊断不难。

<u>预防和调摄</u>——不宜作过强的体力劳动，要避免受冷受湿及过度发汗等，也要注意日常身体锻炼，预防感染，注意口腔和皮肤的清洁，饮食应适当得制钠盐

的摄入量，也应限制虫白剂的摄入量。

草药治疗：
1. 葫芦茶（全草）2两，水煎服用，开始时一定要一天用2两，以后逐渐增加用量致每天5两。

葫芦茶—
 ├ 形态—亚灌木状草本，叶状披针形，叶柄长而有宽翅，形如葫芦。
 ├ 性味—微苦微寒。
 ├ 功能—1. 利水消肿：肾炎水肿及膀胱湿热，小便短涩之证。
 │   可与叶下珠、车前草同用。
 │   2. 清热消滞：肠胃湿热致泻或食滞不化致之消化不良
 │   等症，可配布渣叶、鸡矢藤同用。
 │   3. 清热解暑：感暑发热，可配黄牛茶同用。
 └ 用量—5钱~2两

黄牛茶—
 ├ 别名—黄牛木
 ├ 形态—灌木或小乔木，树皮淡黄色，易脱落，脱后光滑似白皮。
 ├ 性味—甘淡微凉
 ├ 功能—1. 清热解暑：夏天感暑，为夏天凉茶的常用原料之一。
 │   2. 化湿消滞：肠胃湿热致泻，消化不良等。
 └ 用量—5钱~1两

2. 白茅根2斤，用水500mL慢火煎沸去渣，分早午晚三次服用，以饮完。
3. 全身浮肿轻微日久不愈者，用西瓜皮2斤煎水送服肾气丸4丸，每日一次，服至全愈为止。

野生人参鉴别要点

"一寸老陰一寸金，野生人参值万金"。

2017年12月4日，在浙江乌镇尺拍的一棵野生人参乾重65克，参龄180年，拍卖价900万人民币，比黄金贵三百多倍。

鉴别特徵："芦长碗密枣核艼，紧皮细纹珍珠须"。

1. 芦—人参主根上部的根茎（通常S形扭曲，形象雁脖）
2. 芦碗—地上茎的残痕（每年落一个茎秆，留下一个芦碗）
3. 艼—生长在芦上的不定根，生长多年的人参，主根逐渐衰退，输送养份的导管堵塞，从而引起不定根的膨胀，逐渐形成各种形式的艼。艼的形状为两端细，中间粗，形状为枣核，故称"枣核艼"。一般生长50年以上的野生人参才有典型的枣核艼。
4. 纹—指主根上形成的螺状纹理。年愈久，螺纹愈密愈紧密。"紧皮细纹"是指表皮细腻，肩部螺纹紧密，形为铁线捆绑状纹理，称"铁线纹"。
5. 须—指纤状根，珍珠点是指须根上不规则分布的根瘤状突起组织，是细嫩的吸收根脱落留下的痕迹组织，故珍珠点的分布可以理解为人参的岁见

元气虚脱—独参汤（《景岳全书》）
气虚导致阳虚,气脱常伴亡阳—参附汤（《济生方》）
气阴两伤之虚脱—生脉散（《内外伤辨惑论》）
失血气脱—两仪膏（人参、熟地,《景岳全书》）

人参
性味—《本经》："味甘,微寒"
　　　《本草备要》："生,甘苦,微凉；熟,甘,温"
　　　《名医别录》："微温,无毒"
品种—生晒参：适用於气阴不足者
　　　红参：适用於气阳阳虚者
　　　野山参：补力最大,病症较重者,一般不用.
　　　栽培参：补力较弱,症轻一般者多用.
禁忌—1. 人参恶藜芦 {或谓：者知而但禁忌
　　　　　（雷公药性）　或曰：者能重气治疗疾病而未发现中毒的报道.
　　　2.《梓集要》云：人参"畏萝卜"—故服用人参期间不宜吃萝卜,也不宜喝
　　　　　　　　　　　茶,以免影响方效.
　　　3.《本草纲缩》则说："萝卜子最解人参"—服人参太过胀闷者,用萝卜子
　　　　　　　　　　　适量煎汤可解.

西洋参—16世纪末,法国学者宫读人参图题,17世纪初,灵得教士将人参样本寄回本国,宫读
　　　 "鞑亚远东考"一文,不久论文传到加拿大,在蒙特利尔森林发现同种属之西洋参,传入中国,
　　　 《本草新编》收载,蒸煮后含服,别称佳话.

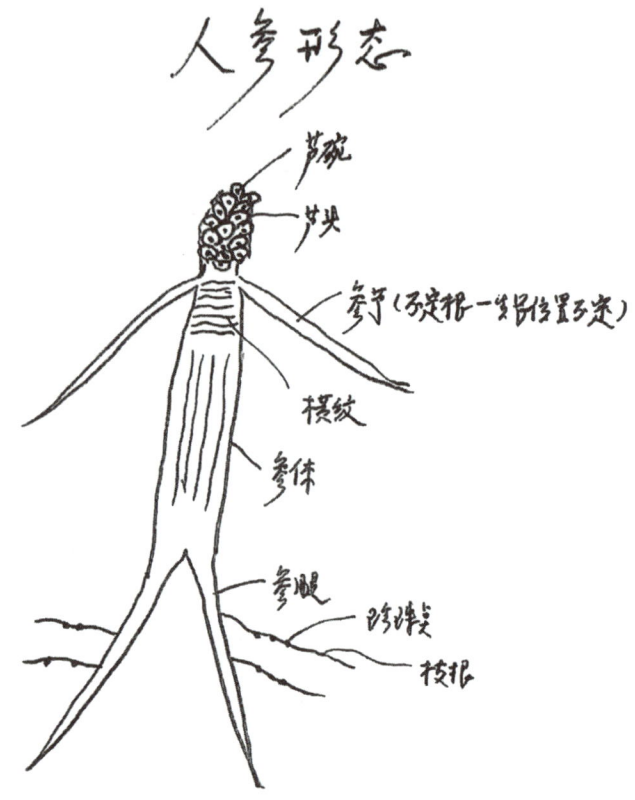

肾小球肾炎的中医治疗   梁欣名

"肾炎"属于中医学"水肿"范畴，临床可分为急性和慢性两种。在辨证论治上，而论急性、慢性肾炎，有浮肿者，皆从水治。故治水，抓上中下三焦即肺脾肾三脏为治，就轻重缓急，随证辨之。兹将急、慢性肾炎之中医辨证论治简分述如下。

急性肾炎

一、病因 —
- 外因—初起多由外感引起（常出现于咽喉或皮肤感染之后，以链球菌感染最为常见）
- 内因—脾肾亏损或虚引致。

二、临床特征—起病急，多以外感病史后出现浮肿、少尿、高血压、血尿或尿蛋白为主要临床特征。

三、证型
1. 外感型—肺失宣肃，风邪外袭，肺气壅塞，水道不通，以致泛溢肌肤，风水相搏，阴阳失调，发为水肿
对症治疗加辨证论治

2. 风寒束表 —
   - 主证—畏寒，发热恶风，头痛无汗，咳嗽气促，四肢或颜面浮肿，舌苔白，脉浮紧
   - 治法—疏风散寒，宣肺利水
   - 方剂—麻黄五皮饮（即麻黄汤合五皮散）加减
     - 组成—麻黄2钱 桂枝3钱 杏仁3钱 茯苓皮4钱
       大腹皮4钱 桑白皮3钱 半腰3钱 生姜3钱
     - 加减—咳嗽较甚，加苏子、大枣（即麻黄大枣泻肺汤）

3. 风热 —
   - 主证—恶风、汗出、口渴、颜面浮肿，甚或全身浮肿，小便少利，舌红，舌苔白，脉浮数，身微热等。
   - 治法—祛风清热，宣肺利水消肿
   - 方剂—桂枝汤合防己黄芪汤加减
     - 加减—浮肿较甚，加五苓散

4. 风热犯表 —
   - 主证—发热，不恶寒，或恶寒发热，咽喉疼痛，口或渴，头面浮肿，尿少赤涩，口苦，舌质红，脉浮数。
   - 治法—疏风清热，宣肺利水
   - 方剂—越婢加半夏汤（即越婢汤合五皮散）加减
     - 组成—麻黄3钱 石膏5钱 甘草2钱 桑皮4钱 冬瓜皮4钱 陈皮3钱
       赤小豆3钱 茯苓皮4钱 车前子5钱 半腰3钱 生姜5钱
     - 加减—咽痛明显，加射干、桔梗、牛蒡子；尿色赤黄较甚，加茜根、地榆；浮肿小便赤涩者；加苍术、苡米，皮肤搔痒，病后不愈，致血虚风热不能外引。

2、水湿浸渍型
- 主证－全身浮肿按之凹陷，胸闷纳呆，舌质淡胖，苔白腻，脉沉缓
- 治法－利水渗湿，温阳化气
- 方剂－五苓散合五皮饮加减
  - 加减－肿甚喘咳者，加葶苈子、苏子、莱菔子；胸脘冷者，加附子、干姜

3、脾虚湿阻型
- 主证－起病缓慢－面浮肢肿，按之凹陷，反复发及见，晨起面足肿甚，消瘦，神疲纳差，脘腹胀满，苔白质淡，舌边有齿印，脉沉弱缓
- 治法－益气健脾，利水消肿
- 方剂－春泽汤（五苓散加人参）合防己茯苓汤加减
  - 组成：党参 白术 桂枝 泽泻 茯苓 甘草 黄芪 防己
  - 加减－若兼湿盛见下肢重，恶风者，可改合防己黄芪汤，若腹泻注：防己黄芪汤与防己茯苓汤的区别

  防己茯苓汤
  - 组成－防己、黄芪、桂枝、茯苓、甘草
  - 功效－益气健脾，利水消肿
  - 主治－脾虚型水肿（急性肾炎或慢性肾炎急性发作属脾虚湿阻者）

  防己黄芪汤
  - 有机－防己、黄芪－等量
  - 汗多恶风－加防己、黄芪
  - 水肿－加茯苓

  异｜防己黄芪汤
  - 组成－白术、生姜、大枣
  - 功效－祛风湿，调营卫
  - 主治
    - 剂合－"脉浮，身重，汗出，恶风"－风湿表虚
    - "风湿，脉浮，身重，汗出，恶风"－风湿表虚
  - 剂合－脾虚水肿兼表虚者（单用防己黄芪汤亦可）

  同｜防己茯苓汤
  - 防己黄芪－治风湿
  - 五苓散－治水湿
  - 五苓散－治水湿

  防己茯苓汤
  - 组成－桂枝、茯苓
  - 功效－温阳化气
  - 主治
    - 剂合－"皮水身肿，四肢肿，水气
    在皮肤中，四肢聂聂动者"
    - 剂合－脾虚水肿兼表虚者（防己黄芪用意亦切）

四、病例举隅 - 风邪犯肺, 湿毒内蕴型急性肾炎

李XX, 男, 20岁, 患者于2周前咽痛、发热, 经治疗后热退, 但咽痛未愈, 继续咽部红, 来诊前2天突发面部浮肿, 晨起更甚, 渐及两足跗肿, 小便频, 色红, 纳差恶心, 舌边尖红, 苔黄滑白腻腻, 脉浮滑数。

检查尿常规: 蛋白 +++, 红细胞 8~12个/HP, 白细胞 4~6个/HP, 血压 145/102 mmHg。

诊断: 急性肾炎

辨证: 风邪犯肺, 湿毒内蕴

治法: 宣肺解表, 化湿解毒

处方: 麻黄连翘赤小豆汤合五味消毒散加减
麻黄6, 连翘12, 赤小豆30, 北杏仁10, 桑白皮12, 银花12, 蒲公英15, 防风6, 羊蹄15, 鱼腥草15, 鱼眼草15, 蝉蜕10, 水蛭3, 每天一剂。

二诊: 服方5剂, 浮肿消退, 咽痛基减, 仍小便频, 精神渐复。

检查: 蛋白 +, 红细胞 8~9个/HP, 白细胞 0~2个/HP。
血压 130/90 mmHg。

方药: 上方去蝉蜕, 鱼腥草, 金银花, 加神曲, 茯苓, 苏叶, 黄芩各10克服三剂。

三诊: 服上方7剂, 全部症基显著, 不咳浮减, 查查两次尿常规, 蛋白均为阴性, 偶见红细胞, 血压 110/75 mmHg, 苔薄白, 脉消。

原方: 上方去麻黄, 加焦术15, 阿胶10, 淮山6, 为益补一剂,
继服7剂以巩固疗效。随访一年未发复发。

按语: 本病例发病为湿毒化, 前用麻黄连翘赤小豆汤宣肺解表, 疏风利水, 加金银花、鱼腥草、蒲公英、茯苓、桑叶、防风、车前草、白茅根以利水化湿, 湿毒俱消, 使表邪解, 湿毒化, 则肺气宣畅, 水道通调而浮肿消退清除。

五、几点用药体会

1. 急性肾炎治疗要灵活, 不同主要表现风湿寒郁, 那湿毒蕴蒸较甚。对未转化者急性阶段, 可加金银藤连翘等, 并且紫根, 小蓟, 益母草等; 对血尿明显, 镜下仍见有血尿者, 乃病变稍重, 应加入黄芪, 党参, 北, 茅根, 琥珀末化瘀止血药。

2. 毒瘀型常用云南白药, 水蛭, 缝子, 枫孔, 当归尾, 红花, 六味地黄丸等。民间有用五味连茎, 另紫苏, 如病连用服用。以上均可用治疗急、慢性肾炎。

3. 急病的治则用, 中虚以至急脾肾两虚益甚, 因脾虚则水运失司, 浊液无分, 肾虚则气化无权, 封藏失职, 以致精微下泄。

4. 慢性肾炎并发症压增加或合血尿明显需注意。同类湿温及脾肾两虚, 标本用同, 所给治法调脾. 祛瘀药物先湿阻清降, 合利病势, 不易尽信服, 同时发挥之药细心管通过性治疗

慢性肾炎

一、病因 — 多由急性肾炎转变而来
　　　　　已有素体脾肾不足，湿热伤阴所起。

二、临床特征 —
1. 早期患者可有神疲乏力，腰部酸痛，纳差等症状，水肿时有时无，有些患者可无明显症状，仅以高血压等并发症状，如关节痛、头痛、失眠、心悸为就诊原因。
2. 尿沉渣检查有蛋白，颗粒管型和透明管型，肾功可消退，或出现氮质血症。
3. 本病后期，肾小球可进行性恶化，进而出现肾病综合征、尿毒症，而急剧影响预后治疗。

三、证型 —

1. 脾肾气虚型
   - 主证 — 面浮肢肿，疲倦乏力，纳少腹胀，腰膝酸软，色萎黄，或有浮肿，并伴消瘦，舌苔白腻，脉沉细弱。
   - 治法 — 补益脾肾，利水消肿。
   - 方剂 — 1) 偏于脾虚者 — 参苓白术散合防己茯苓汤（坚持服用1～2月以上）
     2) 脾肾阳虚者 — 真武实脾汤（党参四钱/月 黄芪1两 山药5钱 白术5钱 苡米5钱 熟附8钱 茯苓8钱 金樱3钱 杜仲8钱 益母1两 川楝4钱 甘草5钱 — 此方需连服20剂以上，才可发生显效果。特别消肿尿量及浮肿有显著作用；或回五苓散合实脾饮。

2. 脾肾阳虚型
   - 主证 — 面浮肢肿，面色苍白，畏寒肢冷，腰膝酸痛，纳少便溏，舌嫩淡胖，脉沉细无力，两尺尤弱（相当于肾阳偏虚）
   - 治法 — 温补脾肾，利水消肿
   - 方剂 — 四神丸合济生肾气丸
     加减 — 腰痛加狗脊、杜仲；畏寒肢冷加肉桂、附子；小便不利加泽泻、猪苓草

3. 脾肾阴虚型
   - 主证 — 本证型常见于高血压型或因长期服用激素之患者，症见面浮肿，皮肤干燥，头目眩晕，口咽干燥，舌质红，苔少，脉细弦数。
   - 治法 — 滋肾养肝，利水消肿
   - 方剂 — 六味地黄丸合二至丸，加苓皮、益母草

(手写稿难以完全辨识，以下为尽力辨读的内容)

四、病例举隅——脾肾阳虚型慢性肾炎

方××，女，35岁。3年前因感冒引发肾炎，经治疗反复发作未愈，时肿时消，尿蛋白经常波动于++—+++，腰痠腿软，背部及手足冷，时头晕恶心多，纳减少口淡，纳差乏味，大便不实，舌色淡白，脉象细弱，两尺尤甚。肾经不固，经期时间较长。

诊断：慢性肾小球肾炎

辨证：脾肾阳虚，水道失通

治法：温补脾肾，通阳利水

处方：济生肾气丸加减

　　附子10 阿胶3 生熟地各25 山萸15 茯苓15 泽泻10
　　牛膝12 山药15 党参15 陈皮12 白术15 杜仲15 桑寄生12

二诊：服上方10剂后腰痠好转，但仍畏寒多，怕冷，腿软，尿蛋白转为士。

处方：上方去杜仲、泽泻，加续断、单螺蛸、益智仁、巴戟，嘱连服30剂后，复查背冷腰痠，蛋白诸症状明显好转，再嘱服10剂，隔日一剂巩固之。

按语：慢性肾炎病程必定过久，常可招至脾肾阳虚证，临床脾肾俱损者，多见肌表腹冷、腰腿痠、脉象细而两尺尤弱等。况此例有背肾阳虚之症，故以肾气丸左为主方，辅以四君子汤，以扶脾，加益母草益肾活血消肿，亦有活血调经之效。

五、几点用药体会—

1. 慢性肾炎日久病深，舌质紫黯，或浮肿，按之明显凹陷，可用三棱莪术30~60克/日、2~4次煎服；并服小蓟，连服半年，3~6月，溃疡去瘀血。 (水蛭~虫/60~90粒)

2. 慢性肾炎反复恶化，多见恶心、呕吐，不欲进食，腹满，大便干结或溏泄，中医认为是脾胃之症，此乃气不降所致，而西药则又多用激素刺激胃肠道所起。可用六君子汤加重半夏、茯苓3倍加减，辅桂附汤加少量大黄（2~3克）以健脾胃，和胃降逆，使之气机复常，以减少吐，大黄不用降毒气，治从本兆，保持大便畅通是一重要措施。

大豆卵磷脂、 脂肪肝、高血脂症的治疗 两味相同，有良效 或见不同，大便溏泻，各一味单用亦方。

3. 慢性肾复发过之五时加入清化湿热药物最妥。因湿病在脾肾之虚，湿浊阴阻，肾络瘀滞，致成虚证，挟痰药列及两阳消阻，气血瘀阻，常有利于血压的恢复，同时促使胃小体正常通道性降低，调整肾功能的恢复，促进肾脏细胞的修复。

4. 针灸治疗慢性肾浮肿发展到30斤以上可以针灸剑谢元海气、泽泻、水、培参、再加浮肿痛、川断、山药、巽灸补肾脾、可治6~8人次。

　　　　　　李翥，杨氏，刘殿，陈代

骨质疏松症

梁培永

骨质疏松症又称为骨质疏松症，它是以骨量减少及骨组织显微结构破坏为特征，导致骨脆性增加并易致骨折的一种全身性代谢性骨骼疾病，并以疼痛、腰背、脊背骨折为临床特征。中医学难与骨质疏松症一病名，但就其临床特征之与中医学的"骨痿""骨痹"等所表述的症状甚为相似，故一般将该病症归属于"骨痿""骨痹"等范畴进行辨证论治。兹就中医学有关该病之对该病的理论浅谈。

一、骨质疏松症的发病机理

1. 肾虚是骨质疏松症的发病主要原因

1) 肾与髓、骨之正常生理关系——《黄帝内经素问·上古天真论》谓"肾者主水，受五脏六腑之精而藏之"。《黄帝内经素问·六节脏象论》谓"肾主蛰，封藏之本，精之处也"。《黄帝内经灵枢·本神》谓"肾藏精"，《黄帝内经素问·阴阳应象大论》谓"肾生骨"。《黄帝内经素问·痿论》谓"肾生骨髓"。《灵枢·经脉篇》谓"人始生，先成精，精成而脑髓生"。《医经精义》更阐述指出"肾藏精，精生髓，髓养骨，故骨者，肾之合也。髓者，精之所化也，精足则髓足，髓在骨内，髓足则骨强"。上述论述说明肾主生气滓，藏精，主生髓，以养骨是肾之道理。

2) 肾与髓、骨之病理关系——《内经素问·痿论》谓"肾气热，则腰背不举，骨枯而髓减，发为骨痿"。又谓"肾者水脏也，今以多胜脉，则骨枯而髓虚，故足不任身，发为骨痿"。《素问·古剌节论》谓"病在骨，骨重不可举，骨髓酸痛，寒气至，名曰骨痹"。《内经素问·痹论》谓"肾痹者，善胀，尻以代踵，脊以代头"，以及经云凡肾阳虚而肾阳气不足以水谷，固而胀胀。肾主骨，肾病则软弱而废，形成足不可以使走之，而以髓不能充行，致骨下陷，骨上萎的征候形象。《症因脉治》作肾痹即骨痹，记："肾痹之症，即骨痹也"。上述论述表明肾精不足，髓亏无不能充养骨骼滋养不力，出现腰背酸痛，下肢麻木，以及持续长时久的骨疏松症症状。据近代研究，发现肾虚者均有骨密度明显低于同年龄之健康人，而肾虚的发生年龄青年少而随年龄逐渐增加，人体骨骼中的骨矿含量也逐渐减少，说明肾虚与肾气生长变衰密切，也说明肾对骨的主要作用，以及"肾主骨生髓"的正确性。

2. 脾虚是骨质疏松症发病的重要原因

1) 脾与肾的生理关系——脾为后天之本，先天之根本，是肾气充足与否和先天之根源在生殖上二者相互滋生，互相促进，脾胃运化水谷精微之营养作用，产生之肾精，一方面供给肌肉骨骼的营养，正如《内经素问·阴阳应象大论》谓"清阳实四肢"，即四肢运动有赖于脾胃之气，清阳之气则肉不能得精微所生，所以脾旺则四肢筋骨肉有强健。另，并具有针对性定骨骼的靶基底， 脾是多气多血之脏。

2）脾若胃之病及于骨——若脾虚不运，则会导致骨骼因摄入不敷而源，血虚不能营养，气虚不能充达，以致丸以生髓育骨，则骨骼脆弱无力，最终引起骨质疏松症。近代研究，发现脾胃功能减弱，不仅会影响对钙、磷等微量元素，维生素D等的吸收、氨基酸等营养物质的吸收，而且影响着对吸收物的吸收利用，从而影响到骨骼的质量，引发生骨质疏松症。

3. 血瘀——血瘀是骨质疏松症常年的病理产物，又是加重骨质疏松症的因素。
1）成为性脱错的谓："元气既虚，必不能运达于血管，血管无气，必停留而瘀"，即血液的运行必须是依靠于气的推动，元气又是靠肾精的化生，胃气和脾主运化水谷精微以养之脾气。若是肾精不足，无以化气，脾气不运，生化无源，导致脾肾气虚，无力推动血行，则必使血瘀。现代研究，发现骨质疏松症特别是老年患者在脾肾虚虚的同时，皆会伴随血瘀的存在。故骨质疏松症血瘀是在肾虚和脾虚基础上产生的病理产物。

2）《内经素问·调经论》谓："血气不和，百病乃变化而生，是故守经隧焉"，即血不和，就会发生各种病症，所以必须使经隧之道畅通。因为人体皮气血滋养中，与脏腑经络组织器官进行生理活动的物质基础，如果气血瘀滞，运行不畅，则阴事经络，经络不通，一则发生疼痛，引起功能障碍，二则营养物质之各处脏腑骨骸，则致脾肾更加亏虚，从而加重骨质疏松症的症状。近代研究，发现年轻性骨质疏松症患者血液都呈现高、浓、粘、聚状态。由此可见血瘀可以看成骨质疏松症病因病机的一部分，对该病治疗起着加重的作用。

二、骨质疏松症的治疗法则

根据上述骨质疏松症的病因病机是：肾虚、脾虚、血瘀，其相应的治法是补肾、健脾、活瘀。近代研究，发现骨质疏松症随着年龄的增长，机体功能衰退，在多累及多种脏器，表现多证相兼的复杂病变，其中以肾虚最为普遍。根据阴阳互根之同之理，当病变不同侧重到一定程度时，常出现阴损及阳，阳损及阴，阴阳互相俱适，故治病多考虑阴阳俱虚，功率同阴阳并补论治。肾虚中，绝经期后妇女骨质疏松多兼肾阳虚为主，治法上在阴阳并补的基础上偏重于滋补肾阴；老年性骨质疏松亦多以肾阳虚为主，治法上在阴阳并补的基础上偏重于温补肾阳。在归纳上脾虚亦经常以二者相兼为多，但仍以阳虚为主。同时发现大多数患者除病有定处之外，往往有各下肢疼痛，舌质紫暗有瘀斑，口唇齿龈紫暗，反映精脉瘀阻及其他血瘀证的表现。其中以痛有定处，舌下静脉曲张发生率最高，达到80%以上，而言，又发现在论治基础之上再加活瘀药，不致明显提高，所舌瘀血症状得以改善，而且使肾脾虚症状亦得以改善。临床研已经证明，结合中药才可以改善微循环和血液流变学，间接起到治疗骨质疏松症的效果。而目前中药如川芎、牛膝、当归、红花、丹参四种单药都具有明显的激素样作用，通过调节体内激素水平来治疗骨质疏松症。

现介绍临床治疗骨质疏松症的常用中药，供参考使用：

1. 温补肾阳药——淫羊藿、肉苁蓉、菟丝子、补骨脂、杜仲、续断、合桃肉、枸杞子、锁阳、巴戟、鹿茸、鹿角胶、仙茅、骨碎补，以上药物均同时具有激素样作用。
2. 滋补肾阴药——熟地、生地、黄精、女贞子、白芍、龟板、阿胶、知母、仲鹃。
3. 益气健脾药——黄芪、人参、党参、白术、山药。
4. 活血祛瘀药——丹参、川芎、红花、牛膝、苏木、三七、延胡索、自然铜、当归。

注：1. 肾痿——肢节痿软，不能伸举，下肢瘦弱，不能行动，又名肾庳。
  2. 肾痹——骨节疼痛，四肢沉重难举，有冷感，又名骨痹。

参考文献

[1] 刘小斌，郑洪. 岭南医学史（中）[M]. 广州：广东科技出版社，2012：133-135，147-148，530-531，507，574，584，592，595.

[2] 邓铁涛，郑洪，刘小斌. 民国广东中医药专门学校中医讲义系列·附编·南天医数——广东中医药专门学校校史[M]. 上海：上海科学技术出版社，2017：003，004，055，056，072，073，079，127，129，132，133，135，158-163，168-175.

[3] 刘小斌，陈凯佳. 岭南医学史（下）[M]. 广州：广东科技出版社，2014：60，63，216，217，289，476.

[4] 孙晓生. 岭南名医风范[M]. 广州：华南理工大学出版社，2010：39.

［5］陈安薇. 柔济往事［M］. 广州：广州出版社，2015：005-006，200-202.

［6］崔其亮. 广州市第二人民医院院志（1899—1999）［M］. 广州：广州市第二人民医院，1999：132-133.

［7］广州医科大学附属第三医院. 发现·柔济［M］. 广州：广东人民出版社，2016：108-110，152，108，110.

［8］南方都市报. 岭南中医世家［M］. 广州：南方日报出版社，2016：003-009.

［9］廖维佳. 大国医梁颂名［J］. 人之初，2019（6）：17-21.

［10］陈淑英，陈茂珍，金郁芬，等. 脾主运化与涎的关系——唾液腺素的研究［J］. 广州中医学院学报，1985，2（1）：38.

［11］梁翰芬. 广东中医药专门学校诊断学讲义［M］. 广州：广东中医药专门学校，1929：4-5，56-57，97.

［12］梁翰芬. 广东中医药专门学校诊断学讲义（重订）［M］. 广州：广东中医药专门学校，1929：119，151，156-163，180.

［13］区泽林. 梁翰芬治月经病经验四则［J］. 新中医，1989（6）：6-7.

［14］梁翰芬. 广东中医药专门学校眼科学讲义［M］. 广州：广东中医药专门学校，1929.

［15］梁翰芬. 尿毒症并发黄疸治验病例［J］. 广东中医，1958（12）：23-25.

［16］何仲贤. 梁翰芬医案数则［J］. 广东中医，1962（3）：39-40.

［17］梁颂名. 梁翰芬医案（一）［J］. 广东中医，1962（11）：34-35.

［18］梁颂名. 梁翰芬医案（二）［J］. 广东中医，1963（2）：35-36.

［19］陈俊榕，刘小斌. 拯救苍黎超十万　算来桃李足三千——记近代岭南名医梁翰芬［J］. 中医药导报，2009，15（8）：4-5.

［20］邓铁涛，郑洪，刘小斌. 民国广东中医药专门学校中医讲义系列：内科类［M］. 上海：上海科学技术出版社，2017：319-320，356，388，391，412，429.

［21］邓铁涛，郑洪，刘小斌. 民国广东中医药专门学校中医讲义系列：妇儿五官类［M］. 上海：

上海科学技术出版社，2017：507-508，510-511，516.

[22] 夏里. 梁翰芬医案 [J]. 广东中医，1962（5）：35-36.

后记

据梁颂名教授忆述，多年前省中医药管理机构曾邀请其撰写近代岭南名医梁翰芬的生平事迹以及临床经验，由于事务繁忙，一直未能遂愿。近年来我们协助梁教授整理这本耕耘录，根据现存文献资料，包括梁翰芬编著的教材、撰写的医案医论，以及近现代的中医药期刊或医著等文献，将梁翰芬生平事迹加以充实和整理，梁颂名、陈淑英相关内容则由其本人根据自身的中医药工作经历，结合有关文献等整理而成，为岭南中医药学的临床诊疗和科研等提供参考，以期能为中医药事业的发展贡献绵力。梁翰芬相片、梁颂名教授在临床带教以及其获颁授"杰出贡献奖"时致辞的图片由梁颂名教授提供。由于时间匆促，在编写过程中尚有不足之处，现在所整理的只是辑其概要，仍有待充实。衷心感谢梁挺雄教授对中医药的热忱并于百忙中拨冗为此书作序。

编者谨识